Das menschliche Auge in Zahlen

Antonio Bergua

Das menschliche Auge in Zahlen

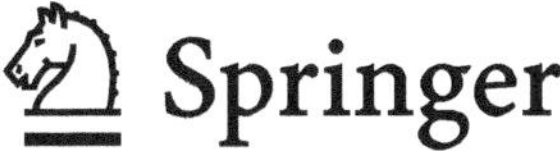 Springer

Antonio Bergua
Klinik für Augenheilkunde
Friedrich-Alexander-Universität
Erlangen-Nürnberg
Erlangen
Deutschland

ISBN 978-3-662-47283-5   ISBN 978-3-662-47284-2   (eBook)
DOI 10.1007/978-3-662-47284-2

Die Deutsche Nationalbibliothek verzeichnet diese Publikation in der Deutschen Nationalbibliografie; detaillierte bibliografische Daten sind im Internet über http://dnb.d-nb.de abrufbar.

Umschlaggestaltung: deblik, Berlin
Fotonachweis Umschlag: © Matthias Vogler, Universitätsklinikum Erlangen

Gedruckt auf säurefreiem und chlorfrei gebleichtem Papier

Springer ist Teil von Springer Nature
Die eingetragene Gesellschaft ist Springer-Verlag GmbH Deutschland
Die Anschrift der Gesellschaft ist: Heidelberger Platz 3, 14197 Berlin, Germany

Für Birgit, Daniel, Ruben und Carla

Vorwort

Das menschliche Auge ist ein Organ von höchster Präzision. Die visuelle Wahrnehmung der Umgebung, das Sehen, gehört mit zu den komplexesten Funktionen des menschlichen Körpers. Das Sehen ist eng mit der Entwicklung und der funktionellen Anatomie des Auges verbunden. Für diese anspruchsvolle Aufgabe müssen die makro- und mikroskopisch anatomischen Strukturen dieses Sinnesorgans konstante Werte, Größen und Proportionen aufweisen. Veränderungen in der Form oder den Dimensionen dieser Strukturen bedeuten in der Regel eine Einschränkung oder einen Verlust der Sehfunktion. So ist es beispielsweise entscheidend, dass der Abstand zwischen Hornhaut und Fovea, die Dicke der Makula oder die Anzahl der retinalen Ganglienzellen während der Lebensdauer eines Individuums konstant bleiben. Das gilt gleichermaßen für physiologische Parameter, wie den Augeninnendruck, die Akkommodation der Linse oder die Übertragung von Informationen von der Retina zum visuellen Cortex. Darüber hinaus ist die strukturelle Entwicklung und Beschaffenheit des menschlichen Auges aber auch von anderen Faktoren, wie Alter, Geschlecht, Rasse, genetischer Disposition, Lebensstil sowie dem Einfluss von Krankheiten abhängig.

Die Vermessung und Quantifizierung des menschlichen Auges – und anderer damit zusammenhängender Strukturen – ist eine Tätigkeit, der sich Anatomen und Physiologen seit Jahrzehnten gewidmet haben und die sie nach wie vor betreiben, wobei sich die Messmethoden dem technischen Fortschritt anpassen. In den letzten Jahren wurde durch Einführung neuer Methoden und Geräte die genaue Vermessung des visuellen Systems nicht nur an postvital fixiertem Gewebe, sondern auch direkt am Probanden oder Patienten ermöglicht. Mit der weiteren Entwicklung neuerer und präziserer Techniken wird der Prozess der Quantifizierung des menschlichen Auges und des visuellen Systems in Zukunft noch weiter perfektioniert werden. Dabei werden nicht nur Computer-basierte Messgeräte oder Laser-assistierte Messverfahren, sondern auch die Anwendung neuer „Big Data" Technologien die Genauigkeit der Messungen am menschlichen Auge deutlich verbessern. Hierbei wird der Einsatz der neuen Technologien zur raschen Informationsübermittlung und Auswertung großer Datenvolumina in der Ophthalmologie und Augenforschung eine bedeutende Rolle übernehmen.

Dieses Kompendium der bis zum heutigen Zeitpunkt verfügbaren Messwerte und numerischen Parameter des menschlichen Auges und des visuellen Systems versucht, dem interessierten Leser wertvolle Informationen aus den verschiedensten Literaturquellen in gebündelter Form darzustellen. Die hier in übersichtlicher Form präsentierten Daten können als Grundlage dienen, unser Wissen über das wichtigste Sinnesorgan des Menschen zu erweitern, und als Anhaltspunkt zur Interpretation pathophysiologischer Abweichungen vom Normalbereich im klinischen oder experimentellen Kontext dienen.

Prof. Dr. med. Antonio Bergua, FEBO
Erlangen, März 2017

Der Autor

Prof. Dr. med. Antonio Bergua, FEBO, ist Oberarzt und Leiter der Uveitissprechstunde an der Klinik für Augenheilkunde, Friedrich-Alexander-Universität Erlangen-Nürnberg.

Inhaltsverzeichnis

Embryologie

◨ Tab. 1.1

© Springer-Verlag GmbH Deutschland 2017
A. Bergua, *Das menschliche Auge in Zahlen*,
DOI 10.1007/978-3-662-47284-2_1

Zusammenfassung

Die embryologische Entwicklung des Auges ist ein sehr komplexes Zusammenspiel von verschiedenen biochemischen Signalen, die auf molekularer und zellulärer Ebene interagieren. Die verschiedenen Gewebe, die das menschliche Auge – als eine Ausstülpung des Gehirns – bilden, haben eine unterschiedliche embryologische Herkunft. Aus dem ersten Hirnbläschen stülpen sich die zwei Augenbläschen aus, welche die Entwicklung der Augenlinse aus dem oberflächlichen Ektoderm induzieren. Aus der inneren Schicht des Augenbläschens wird die sensorische Netzhaut und aus der äußeren Schicht das Pigmentepithel gebildet. Die Blutgefäße des Auges haben mesodermalen Ursprung. Das Stroma der Hornhaut und des Ziliarkörpers sowie das Hornhautendothel entstehen aus der Neuralleiste. Die grundlegenden anatomischen Vorgänge der embryonalen Entwicklung des Auges sind mit dem Ende des 2. Monats beendet, aber die funktionelle Reifung benötigt weitere Prozesse, die sich bis zur Geburt und darüber hinaus erstrecken.

◘ Tab. 1.1 Embryologische Entwicklung des menschlichen Auges. (Nach Møller 2012, Mann 1927)

Zeitliche Entwicklung der Augenstrukturen	Alter des Embryos
Sehgrube formt sich zur Augenblase um	3. Woche
Beginn der Entwicklung von Konjunktivaepithel und -stroma	3. Woche
Lisenplakode wird zum Linsenbläschen	4. Woche
A. hyaloidea entwickelt sich in der fetalen Augenspalte	4. Woche
Ektoderm formt Oberlid	5. Woche
Mesenchym formt Kornealendothel	5. Woche
Beginn der Entwicklung des primären Glaskörpers	5. Woche
Verschluss der fetalen Augenspalte	6. Woche
Primitives Kornealepithelium entsteht	6. Woche
Erste Anlage der äußeren Augenmuskulatur	6. Woche
Entstehung der primären Linsenfasern	6. Woche
Choroidale Gefäße werden sichtbar	7. Woche
Beginnende Verdichtung der anterioren Sklera	7. Woche
Primärer Glaskörper wird zum sekundären Glaskörper	7. Woche
Retinale Ganglienzellen werden sichtbar	8. Woche
Entwicklung der sekundären Linsenfasern	8. Woche
Tunica vasculosa lentis voll entwickelt	3. Monat

◘ Tab. 1.1 Fortsetzung

Zeitliche Entwicklung der Augenstrukturen	Alter des Embryos
Kornea wird innerviert	3. Monat
Lidränder verschmelzen	3. Monat
Glandula lacrimalis entsteht	3. Monat
Entstehung der Descemet-Membran	3. Monat
Beginnende Entwicklung des Kammerwinkels und des Kammerwasserabflusssystems	3. Monat
Beginnende retinale Vaskularisation	4. Monat
Zonulafasern werden gebildet	4. Monat
Schlemm-Kanal entsteht	4. Monat
Bowmann-Schicht entsteht	4. Monat
Entstehung der A. centralis retinae	4. Monat
Ziliarfortsätze beginnen die Kammerwasserproduktion	4. Monat
Beginnende Rückbildung der A. hyaloidea	4. Monat
Fettgewebe der Orbita wird gebildet	5. Monat
Augenlider beginnen sich zu trennen	5. Monat
Verlust von Ganglienzellen in der Netzhaut	5. Monat
Vaskularisation des N. opticus vollständig	6. Monat
Zonulafasern haften sich an der Linse an	6. Monat
Ductus nasolacrimalis bildet sich	6. Monat
Die avaskuläre Zone der Fovea erreicht ihre volle Größe	7. Monat
Linse erreicht einen Durchmesser von 5 mm	7. Monat
A. hyaloidea verschwindet	8. Monat
Retinale Gefäße erreichen die nasale Ora serrata	8. Monat
Pupillarmembran verschwindet	9. Monat
Kammerwasserabflusssystem ist voll etabliert	9. Monat

Orbita

◼ Tab. 2.1

© Springer-Verlag GmbH Deutschland 2017
A. Bergua, *Das menschliche Auge in Zahlen*,
DOI 10.1007/978-3-662-47284-2_2

Zusammenfassung

Die Orbita weist eine der komplexesten Strukturen in der Anatomie des Menschen auf. Knochen, der Bulbus oculi, die extraokulären Muskeln, der N. opticus, die Tränendrüsen sowie die zahlreichen Gefäße und peripheren Nerven sind kompakt auf engem Raum für die perfekte Motilität des Auges harmonisch eingebaut. Zudem bietet die Orbita auch hinreichenden Schutz für das Auge.

◘ Tab. 2.1 Orbita

Anzahl der Orbitaknochen	– Os frontale – Os zygomaticum – Os sphenoidale – Os maxillare – Os ethmoidale – Os lacrimale – Os palatinum	7
Anzahl der Knochen des Orbitarandes	– Os frontale – Os zygomaticum – Os maxillare	3
Anzahl der Orbitawände	– Orbitadach: Os frontale/Os sphenoidale (Ala minor) – laterale Wand: Os zygomaticum – Orbitaboden: Os maxillare/Os zygomaticum – mediale Wand: Os maxillare/Os lacrimale/Os ethmoidale	4
Anzahl der Knochen, die am Orbitadach beteiligt sind	– Os frontale, Facies orbitalis – Os sphenoidale, Ala minor	2
Abstände im Orbitadach (Karakaş 2003) in mm	Vom Foramen supraorbitale bis zum Mittelpunkt der Fissura orbitalis superior	45,7 ± 3,6
	Vom Foramen supraorbitale bis zum Mittelpunkt der Fossa sacci lacrimalis	26,0 ± 2,5
	Vom Foramen supraorbitale bis zum Mittelpunkt des oberen Anteils des Optikuskanals	45,3 ± 3,2
	Vom Foramen ethmoidale posterius bis zum Mittelpunkt der Fissura orbitalis superior	14,6 ± 2,8

◨ Tab. 2.1 Fortsetzung

Anzahl der Knochen, die am Orbitaboden beteiligt sind	– Os zygomaticum – Os palatinum, Processus orbitalis – Maxilla, Facies orbitalis	3
Abstände im Orbitaboden (Karakaş 2003) in mm	Vom Foramen infraorbitale bis zum Mittelpunkt des lateralen Randes der Fossa lacrimalis	$23,8 \pm 7,22$
	Vom Foramen infraorbitale bis zum Mittelpunkt der Fissura orbitalis inferior	$31,9 \pm 3,94$
	Vom Foramen infraorbitale bis zum Mittelpunkt des inferioren orbitalen Randes	$6,7 \pm 1,9$
	Vom Foramen infraorbitale bis zum Mittelpunkt des inferioren Anteils des Optikuskanals	$50,3 \pm 3,2$
Anzahl der Knochen, die an der medialen Orbitawand beteiligt sind	– Os frontale, Processus maxillaris – Os ethmoidale, Lamina orbitalis – Os lacrimale (Crista lacrimalis posterior) – Os sphenoidale, Ala minor – Os maxillare, Processus frontalis (Crista lacrimalis anterior)	5
Abstände in der medialen Orbitawand (Karakaş 2003) in mm	Crista lacrimalis anterior bis zur Crista lacrimalis posterior	$6,9 \pm 1,5$
	Crista lacrimalis anterior bis zum Foramen ethmoidalis anterior	$23,9 \pm 3,3$
	Crista lacrimalis anterior bis zum Foramen ethmoidalis posterior	$35,6 \pm 2,3$
	Crista lacrimalis anterior bis zum Canalis opticus	$41,7 \pm 3,1$
	Von der Ebene der vorderen und hinteren Foramina ethmoidale bis zur Sutura ethmoidomaxillaris	$14,9 \pm 2,3$
	Vom Foramen ethmoidale anterius bis zum Foramen ethmoidale posterius	$9,8 \pm 2,9$

◘ Tab. 2.1 Fortsetzung

	Vom Foramen ethmoidale posterius bis zum Mittelpunkt des medialen Randes des Canalis opticus	$6,8 \pm 2,2$	
Anzahl der Knochen desr Orbitarand	– Os frontale – Os zygomaticum – Os maxillare	**3**	
Abstände im lateralen Orbitarand (Karakas 2003) in **mm**	Von der Sutura frontozygomatica bis zum Mittelpunkt der Fossa lacrimalis	$17,5 \pm 2,1$	
	Von der Sutura frontozygomatica bis zum Mittelpunkt der Fissura orbitalis superior	$37,7 \pm 3,6$	
	Vom Foramen supraorbitalis bis zum Mittelpunkt des oberen Anteils des Optikuskanals	$44,9 \pm 2,5$	
	Von der Sutura frontozygomatica bis zum Mittelpunkt der Fissura orbitalis inferior	$33,4 \pm 3,1$	
Knochendicke	zwischen Orbita und Sinus maxillaris	0,5 mm	
	zwischen Orbita und Sinus etmoidales	0,3 mm	
Maße der Orbita (Weaver 2010) in **mm**	Höhe	32,0	
	Breite	36,9	
Maße der Orbita in **mm**	Höhe	35	
	Breite	40	
	Tiefe	42	
	Interorbitaler Abstand	525	
	Ratio Vol. Orbita/Vol. Bulbus	4,5/1	
Maße der Orbita während der fetalen Entwicklung (Goldstein 1998)		*Durchmesser*	*Fläche*
	14. SSW	5,2 mm	$21,6 \text{ mm}^2$
	21. SSW	10,5 mm	$86,5 \text{ mm}^2$
	28. SSW	13,0 mm	$132,6 \text{ mm}^2$
	34–36. SSW	15,8 mm	$196,6 \text{ mm}^2$

◨ **Tab. 2.1** Fortsetzung		
Beteiligung der Orbitabodenfläche zur gesamten Orbitawandfläche und zum Orbitadach		$3\text{–}5\ cm^2$
Volumen der Orbita in cm^3	13. SSW (Haas 1993)	0,2
	40. SSW (Haas 1993)	6,2–7,95
	Neugeborenes	7
	Erwachsener	30
Fettvolumen der Orbita (Regensburg 2011) in cm^3	Männer	$16,2 \pm 3,4$
	Frauen	$14,1 \pm 2,9$
Ratio Vol$_{Fett}$/ Vol$_{Orbita}$ (Regensburg 2011)	Männer	$0,56 \pm 011$
	Frauen	$0,56 \pm 0,10$
Fettvolumen der Orbita nach Alter (Regensburg 2011) in cm^3	*Männer*	
	20–29 J	13,8
	30–39 J	15,2
	40–49 J	14,4
	50–59 J	18,7
	60–69 J	18,0
	≥ 70 J	18,7
	Frauen	
	20–29 J	11,9
	30–39 J	13,1
	40–49 J	14,5
	50–59 J	12,9
	60–69 J	14,6
	≥ 70 J	17,2
Muskelvolumen der 4 geraden Muskeln der Orbita (Regensburg 2011) in cm^3	Männer	$4,2 \pm 0,5$
	Frauen	$3,7 \pm 0,5$

◻ Tab. 2.1   Fortsetzung

Ratio Vol$_{Muskel}$/ Vol$_{Orbita}$ (Regensburg 2011)	Männer	$0,15 \pm 0,02$
	Frauen	$0,15 \pm 0,0,2$
Muskelvolumen der 4 geraden Muskeln der Orbita nach Alter (Regensburg 2011) in cm³	*Männer*	
	20–29 J	4,01
	30–39 J	4,34
	40–49 J	4,11
	50–59 J	4,31
	60–69 J	4,07
	≥ 70 J	4,04
	Frauen	
	20–29 J	3,86
	30–39 J	3,78
	40–49 J	3,72
	50–59 J	3,56
	60–69 J	3,52
	≥ 70 J	3,77
Zusammensetzung des orbitalen Fettgewebes (Sires 1998)	Palmitinsäure	22–24,6%
	Ölsäure	45–51,5%
	Linolsäure	15–18,6%
Steifigkeit des orbitalen Fettgewebes (Yoo 2011) in Kpa	Kurzfristig	$7,86 \pm 1,0$
	Langfristig	$0,71 \pm 0,16$
Anzahl der Kanäle/ Fissuren, die in die Orbita münden	– Canalis opticus – Fissura orbitalis superior – Fissura orbitalis inferior	3
Canalis opticus	Länge in **mm**	6,5
Strukturen, die durch den Canalis opticus ziehen	– N. opticus – A. ophthalmica	2
Fissura orbitalis superior in mm	Durchmesser	6
	Länge	20

◘ Tab. 2.1 Fortsetzung

Strukturen, die durch die Fissura orbitalis superior ziehen	Gesamt	8
	Außerhalb des *Anulus tendineus communis*	
	– V. ophthalmica superior – N. lacrimalis – N. frontalis – N. trochlearis	4
	Innerhalb des *Anulus tendineus communis*	
	– N. oculomotorius – N. nasociliaris – N. abducens – (Radix sympathica ganglii ciliaris)	4
Fissura orbitalis inferior in mm	Durchmesser	5
	Länge	30
Strukturen, die durch die Fissura orbitalis inferior ziehen	V. ophthalmica inferior	4
	A. infraorbitalis	
	N. infraorbitalis	
	N. zygomaticus	
Anzahl von Axonen	N. oculomotorius	15.000
	N. trochlearis	2500
	N. abducens	6000

Sinus paranasales und Sinus cavernosus

© Springer-Verlag GmbH Deutschland 2017
A. Bergua, *Das menschliche Auge in Zahlen*,
DOI 10.1007/978-3-662-47284-2_3

Zusammenfassung

Die vier verschiedenen Formen von Sinus paranasales und Sinus cavernosus sind mit verschiedenen okulären Strukturen assoziiert. Die Sinus paranasales sind luftgefüllte Schleimhautaussackungen. Die Pneumatisation der Schädelknochen ermöglicht genügend Stützpunkte für Muskeln und andere wichtige Strukturen im Schädel ohne das Gewicht und die Masse des Schädels zu belasten. Der Sinus cavernosus gehört nicht zu den Sinus paranasales, weist jedoch enge Beziehungen zu einigen wichtigen anatomischen Strukturen des visuellen Systems auf.

3.1   Allgemeines

◘ Tab. 3.1

◘ **Tab. 3.1** Allgemeines		
Anzahl von Sinus paranasales	Gesamt	8
	Pro Seite	4
Anatomische Unterteilung der Sinus paranasales	– Anterior: frontalis/maxillaris/ anterior ethmoidalis	2
	– Posterior: sphenoidalis/ posterior ethmoidalis	
Anzahl der Sinus paranasales bei der Geburt	– maxillaris – ethmoidalis	2

3.2   Sinus cavernosus

◘ Tab. 3.2

◘ **Tab. 3.2** Sinus cavernosus		
Maße des Sinus cavernosus in mm	Länge	30
	Höhe	10,5
	Breite	5
Anzahl von kranialen Nerven, die durch den Sinus cavernosus bzw. in dessen Wand verlaufen	– Nervus oculomotorius (CN III)	5
	– Nervus trochlearis (CN IV)	
	– Nervus ophthalmicus, V1 Ast des Nervus trigeminus (CN V)	
	– Nervus maxillaris, V2 Ast des Nervus trigeminus (CN V)	
	– Nervus abducens (CN IV)	

3.3 Sinus frontalis

◘ Tab. 3.3

◘ Tab. 3.3 Sinus frontalis

Maße des Sinus frontalis in mm	Höhe	28
	Breite	24
	Tiefe	20
Volumen des Sinus frontalis (Kawarai 1999) in ml	Durchschnittlich	8,1 ± 5,1
	Männer	11,6 ± 4,2
	Frauen	4,6 ± 3,2
Ende der Entwicklung des Sinus frontalis		mit 18 Jahren
Menschen ohne Sinus frontalis		3–5%
Menschen mit unilateralem Sinus frontalis		10%

3.4 Sinus ethmoidalis

◘ Tab. 3.4

◘ Tab. 3.4 Sinus ethmoidalis

Maße des Sinus bei Neugeborenen (Bron 1997) in mm	Anterior-posterior	1–3
	Superior-inferior	1–5
	Medial-lateral	1–3
Maße des Sinus im 4.–8. Lebensjahr in mm	Superior-inferior	18–24
	Medial-lateral	10–15
	Anterior-posterior	9–13
Maße des Sinus bei Erwachsenen in mm	Antero-posterior	40–50
	Superior-inferior	25
	Medial-lateral	
	Anterior	5
	Posterior	15

◘ Tab. 3.4   Fortsetzung

Volumen des Sinus ethmoidalis (Kawarai 1999) in **ml**		*Rechts*		*Links*
	Männer	6,5 ± 1,2		6,4 ± 1,4
	Frauen	6,4 ± 2,1		5,8 ± 1,2
Anteile der Sinus ethmoidalis	– Lamina cribrosa – Labyrinthus ethmoidalis – Lamina perpendicularis		3	
Endgültige erwachsene Größe erreicht im Alter von			12–13 Jahre	
Anzahl von Zellen	Gesamt		8–15	
	Anterior		2–8	
	Posterior		1–5	

3.5   Sinus maxillaris

◘ Tab. 3.5

◘ Tab. 3.5 Sinus maxillaris

Beginn der Entwicklung des Sinus maxillaris, Gestationstag		65	
Volumen bei der Geburt in ml		6–8	
Maße des Sinus maxillaris, Erwachsene in mm	Länge	34	
	Höhe	33	
	Breite	25	
Volumen des Sinus maxillaris (Kawarai 1999) in ml		*Rechts*	*Links*
	Männer	23,6 ± 6,4	24,9 ± 7,6
	Frauen	20,9 ± 6,8	21,1 ± 5,5

3.6 Sinus sphenoidalis

◘ Tab. 3.6

◘ **Tab. 3.6** Sinus sphenoidalis			
Maße des Sinus sphenoidalis (Keller 1980) in **mm**	*Breite*		
	Oberer Teil	13,45	
	Mittlerer Teil	16,95	
	Unterer Teil	18,65	
	Länge		
	Oberer Teil	19,4	
	Mittlerer Teil	24,8	
	Unterer Teil	18,5	
Volumen des Sinus sphenoidalis (Kawarai 1999) in **ml**	Durchschnittlich	15,4±6,9	
	Männer	17,1±7,4	
	Frauen	13,7±6,2	
Abstand des zentralen sphenoidalen Punktes zu (Citardi 2004) in **mm**		*Rechts*	*Links*
	dem Mittelpunkt des Canalis opticus	17,3	17,2
	dem Eintritt des Processus clinoideus anterior	15,8	15,6
	der lateralen Wand des Recessus pterygoideus	28,0	27,6
Beginn der Pneumatisation		4. Lebensjahr	
Ende der Pneumatisation		15. Lebensjahr	

Glandula lacrimalis und Viae lacrimale

© Springer-Verlag GmbH Deutschland 2017
A. Bergua, *Das menschliche Auge in Zahlen*,
DOI 10.1007/978-3-662-47284-2_4

Zusammenfassung

Die Glandula lacrimalis produziert kontinuierlich Tränen, um die Benetzung der Bindehaut und Hornhaut zu gewährleisten. Nur so können sich die Lider und das Auge ohne Friktion bewegen. Der Tränenfilm muss regelmäßig und stabil auf der Hornhautoberfläche verteilt sein, um eine optimale Refraktion des Auges zu erhalten. Sobald die Tränen ihre Aufgabe erfüllt haben, müssen sie ordnungsgemäß abgeleitet werden. Dieser Weg führt über die Viae lacrimale (Puncta lacrimalia, Canaliculi lacrimale, Saccus lacrimalis und Ductus nasolacrimalis) in den unteren Nasengang.

4.1   Glandula lacrimalis

◘ Tab. 4.1

◘ **Tab. 4.1** Glandula lacrimalis			
Anzahl der Glandulae lacrimale in jeder Orbita		**Ca. 57**	
	Hauptanteil	1	
	Krause	Ca. 50	
	Wolfring	Ca. 5	
	Caruncula lacrimalis	1	
Arten von Drüsen für die Versorgung der Augenoberfläche		**9**	
	Tränendrüsen: – orbitaler Teil – palpebraler Teil	1	
	Akzessorische Tränendrüsen: – Krause-Drüsen – Wolfring-Drüsen	2	
	Schleimbildner: – Becherzellen – Manz-Drüsen – Henle-Drüsen	3	
	Fettbildner: – Meibom-Drüsen – Moll-Drüsen – Zeis-Drüsen	3	
Messwerte der Haupttränendrüse		20 · 12 · 5 mm	
Gewicht		78 mg	
Volumen (Bingham 2013) in cm³		*Rechte Orbita*	*Linke Orbita*
	Gesamt (Mittelwert ± SD)	0,696 ± 0,261	0,649 ± 0,231
	Männer (Mittelwert ± SD)	0,680 ± 0.241	
	Frauen (Mittelwert ± SD)	0,662 ± 0,260	
Anzahl der Ductuli excretorii glandulae lacrimalis		8–12	

4.2 Viae lacrimale

■ Tab. 4.2

◆ Tab. 4.2 Viae lacrimale		
Puncta lacrimalia	Anzahl (pro Auge)	2
	Durchmesser	0,34–0,64 mm
	Abstand zum medialen Kanthus	
	Superior	6 mm
	Inferior	6,5 mm
Canaliculus lacrimalis, Durchmesser		0,5–1 mm
Canaliculus lacrimalis, Länge in **mm**	Initial vertikaler Anteil	2
	Horizontaler Anteil	8
	Superior	8
	Inferior	10
Saccus lacrimalis, Länge in **mm**	Vertikal	12–15
	Anteroposterior	4–8
	Oberhalb des oberen Abschnitts des Canthus medialis	3–5
	Saccus lacrimalis	10
Ductus nasolacrimalis, Länge (Sahni 2014) in **mm**		11,42 ± 2,5 (8,2–18,2)
Ductus nasolacrimalis, Durchmesser (Sahni 2014) in **mm**	untere Öffnung	3,14 ± 0,8 (1,8–4,7)
	obere Öffnung	2,93 ± 0,56 (2,22–4,77)
Neigung des Ductus nasolacrimalis zur sagittalen Ebene (Sahni 2014)		18,9° ± 7,3° (5°–33°)
Anzahl der Sinus im Viae lacrimale	– Maier – Arlt	2
Anzahl der Klappen im Viae lacrimale (Hofmann 1988)	– Bochdalek – Multiple de Foltz – Heinlein – Rosenmüller – Krause (Béraud) – Taillefer (Hrytl) – Hasner (Crueilhier oder Bianchi)	7

Extraokuläre Muskeln

▣ Tab. 5.1

© Springer-Verlag GmbH Deutschland 2017
A. Bergua, *Das menschliche Auge in Zahlen*,
DOI 10.1007/978-3-662-47284-2_5

Zusammenfassung

Die sechs extraokulären Muskeln bewegen den Bulbus oculi mit extremer Präzision. Die vier geraden Muskeln steuern das Auge in die vier kardinalen Richtungen: nach oben und unten sowie nach rechts und links. Die zwei Musculi obliquii bewegen das Auge, um die Kopfbewegungen zu kompensieren. Damit die Position der Fovea immer dem fixierten Objekt folgen kann, müssen sich die extraokulären Muskeln perfekt und schnell bewegen. Nicht umsonst stellen Augenbewegungen die häufigsten und schnellsten Bewegungen im menschlichen Körper dar. Jeder Musculus rectus hat zwei anteriore ziliare Gefäße, jedoch weist der Musculus rectus lateralis nur ein Gefäß auf. Die Insertion der geraden Muskeln in der vorderen Sklera mit unterschiedlichen Abständen (am nächsten zum sklerokornealen Limbus ist der M. rectus internus, am weitesten entfernt ist der M. rectus superior) ist unter dem Namen *Spirale von Tyllaux* bekannt.

◘ Tab. 5.1 Extraokuläre Muskeln

Anzahl	– M. rectus inferior – M. rectus lateralis – M. rectus superior – M. rectus internus – M. obliquus superior – M. obliquus inferior	**6**
Anzahl der Muskeln, die am Anulus tendineus communis (Orbitaspitze) entspringen	(Alle außer dem M. obliquus inferior)	**5**
Anzahl der kranialen Nerven, die an der Innervation der extraokulären Muskeln beteiligt sind	N. oculomotorius (N. III) N. trochlearis (N. IV) N. abducens (N. VI)	**3**
Quotient Nerven- zu Muskelfasern (Mühlendyck 1978)		1:12
Anzahl von Nervenfasern je Augenmuskel		Ca. 1000
Abstand Muskelansatz zum Limbus (Lang 1980) in **mm**	M. rectus medialis	5,7
	M. rectus inferior	6,8
	M. rectus lateralis	7,4
	M. rectus superior	7,7

◘ Tab. 5.1 Fortsetzung

Abstand der Insertionsstelle der M. obliqui bis zum Limbus (Kaufmann 2012) in mm		Vorne	Hinten
	M. obliquus inferior rechts	18,38 ± 1,85	27.02 ± 1,43
	M. obliquus inferior links	18,50 ± 1,74	27,02 ± 1,86
	M. obliquus superior rechts	16,33 ± 1,76	23,21 ± 1,57
	M. obliquus superior links	15,80 ± 1,53	22,50 ± 2,18
Exkursionsfähigkeit des Auges		*mm*	*Winkel*
	Elevation	5–7	45°
	Depression	9–10	60°
	Adduktion	9–10	50°
	Abduktion	9–10	50°

Länge, Breite und Dicke bei Neugeborenen (Schneller 1899) in mm		*M. rectus medialis*	*M. rectus lateralis*
	Länge	28,0	31,6
	Breite	7,9	6,9
	Dicke	1,3	1,25

Limbusabstand der Insertionen bei Neugeborenen (Schneller 1899) in mm		*Medial*	*Mitte*	*Unten*
	M. rectus superior	5,7	5,0	7,55
	M. rectus inferior	5,5	5,2	7,2
	M. rectus medialis	5,3	3,9	5,1
	M. rectus lateralis	5,8	4,8	5,9

Abrollstreckenlänge in Primärstellung (Volkmann 1869) in mm		
	M. rectus lateralis	13,25
	M. rectus medialis	6,33
	M. rectus superior	8,92
	M. rectus inferior	9,83
	M. rectus obliquus superior	5,23
	M. rectus obliquus inferior	16,74

◘ Tab. 5.1 Fortsetzung

M. rectus medialis (Eggers 1982)	Länge	40 mm
	Winkel zur vertikalen Ebene	23°
	Größe der motorischen Einheit	1:1,7–1:4
M. rectus inferior (Eggers 1982)	Länge	40 mm
	Winkel zur vertikalen Ebene	23°
	Größe der motorischen Einheit	1:2–1:6
M. rectus lateralis (Eggers 1982)	Länge	40 mm
	Winkel zur vertikale Ebene	23°
	Größe der motorischen Einheit	1:3–1:6
M. rectus superior (Eggers 1982)	Länge	41 mm
	Winkel zur vertikalen Ebene	23°
	Größe der motorischen Einheit	1:4
M. obliquus superior (Eggers 1982)	Gesamte Länge	60 mm
	Pars longitudinalis	37,59 mm
	Winkel zur vertikalen Ebene	54°
	Größe der motorischen Einheit	1:5–1:6
M. obliquus inferior (Eggers 1982)	Länge	32 mm
	Winkel zur vertikalen Ebene	51°
	Größe der motorischen Einheit	1:7

◨ Tab. 5.1   Fortsetzung

Winkelgeschwindigkeit Augenbewegungen (Kaufmann 2012)	sakkadischer (Maximal)	600°/s
	Folgebewegungen	Ca. 100°/s
	Vergenzbewegungen	Ca. 20°/s
	Latenz	Ca. 160 ms
	Maximale Geschwindigkeit	20°/s
Fixationsdauer in **ms**	Durchschnitt (Karsh 1983)	80–300
	Beim Lesen (Rayner 1982)	225
	Bei visuellen Suchaufgaben (Rayner 1982)	275
	Bildwahrnehmung (Rayner 1982)	330
Dauer sakkadischer Blickbewegungen (Kaufmann 2012)	sakkadischer	50 ms
	Fusionsbewegungen	0,5–1 s
Langsame Mikrobewegungen (Drifts)	Amplitude	2,5 Winkelminuten (0,04°)
	Geschwindigkeit	30 Winkelminuten/s (0,5°/s)
	Frequenz	1–2 Hz
Mikrosakkaden	Amplitude	3–50 Winkelminuten (0,06–0,83°)
	Maximalgeschwindigkeit	8°/s bis 80°/s
	Frequenz	1–2 Hz
Sakkaden	Amplitude	4′ und 15°
	Frequenz	2 Sakkaden/s
	Winkelgeschwindigkeiten	Mehreren 100 Grad/s
	Latenz	200–250 ms

◨ Tab. 5.1 Fortsetzung

Willkürnystagmus	Häufigkeit bei der Normalbevölkerung	8%
	Frequenz	4–28 Hz/ Mittel = 16 Hz
	Amplitude	1–20 Grad / Mittel = 6 Grad
	Dauer	2–90 s / Mittel = 20 s
Mikrotremor	Amplitude	≤ 1 Winkelminute (0,02°)
	Geschwindigkeit	≥ 10°/s
	Frequenz	70–100 Hz
Drehpunkt des Auges in mm (hinter der Hornhautschitel)	Bei emmetropen Augen	13,5
	Bei myopen Augen	14,5
Muskelkraft der extraokulären Muskeln in Newton	Bei normaler Augenbewegung	0,1–0,5
	Spannung in Primärstellung	0,05–0,1
Rapid Eye Movements (REM)	Prozent der Schlafzeit in der REM-Phase	20–25
	Anzahl von REM-Phasen während des Schlafs	4–5 Zyklen
	Hirnstromaktivität während REM-Schlafphase	4–8 Hz
	Beginn der ersten REM-Phase nach dem Einschlafen	2 bis 3 Stunden
	Dauer der ersten REM-Phase	10 Minuten
	Dauer der zweiten REM-Phase	20 Minuten

Augenlider

◨ Tab. 6.1

© Springer-Verlag GmbH Deutschland 2017
A. Bergua, *Das menschliche Auge in Zahlen*,
DOI 10.1007/978-3-662-47284-2_6

Zusammenfassung

Die Augenlider, die sich in Ober- und Unterlid mit dazwischenliegender Lidspalte untergliedern, stellen die vordere Begrenzung der Orbita dar. Die Lider besitzen zwei Funktionen: den Schutz des Auges vor mechanischen, chemischen oder optischen Reizen sowie die Verteilung der Tränenflüssigkeit auf der Hornhaut und Bindehaut durch den Lidschlag oder durch Blinzen. Diese Funktion schützt das Auge vor dem Austrocknen. Man unterscheidet bei den Lidern zwischen einem Innen- und einem Außenblatt, die aus der dünnsten Haut der menschlichen Anatomie sowie Schweiß- und Talgdrüsen, Muskeln (z. B. M. tarsalis Müller), Tarsus, Konjunktiva palpebralis etc. bestehen. Auch bei der Bildung des Gesichtsausdrucks spielen die Augenlider eine wichtige Rolle.

◘ **Tab. 6.1** Augenlider

Lidspalte, vertikal (Park 2012) in **mm**	Männer	$8,0 \pm 1,0$
	Frauen	$8,2 \pm 1,1$
Lidspalte, vertikal (Liu 1986) in **mm**	Asiaten	$8,5 \pm 0,9$
Lidspalte Höhe, Maximum erreicht mit		10–13 LJ
Lidspalte horizontal (Hall 2007) in **mm**		*Mittelwert und 2 Standardabweichungen*
	Geburt	19 (17–21)
	8 Jahre	28 (25–31)
	16 Jahre	31 (28–33)
Maximale horizontale Fissur erreicht (Park 2012)		17–19 LJ
Lidspalte, horizontal (Liu 1986) in **mm**	Asiaten	$27,2 \pm 1,2$
Abstand von Pupillenzentrum zu Oberlidkante (Mocan 2014) in **mm**	Gesamt	$4,51 \pm 0,37$
	Männer	$4,56 \pm 0,37$
	Frauen	$4,46 \pm 0,37$
Augenlidkontur, polynomiale Lidkurve (Mocan 2014)	Oberlid	
	Gesamt	$y = 22{,}0915 + (-1{,}3213)x + 0{,}0318x^2 + (-0{,}0005)x^3$
	Männer	$y = 21{,}9703 + (-1{,}2421)x + 0{,}0264x^2 + (-0{,}0003)x^3$
	Frauen	$y = 22{,}2228 + (-1{,}4071)x + 0{,}0376x^2 + (-0{,}0006)x^3$

◘ Tab. 6.1 Fortsetzung

		Epidermis	Dermis
Steigung Augeninnenwinkel – Augenaußenwinkel		10–15° (2–4 mm)	
Abstand Oberlidrand zur Oberlidfalte		5 mm	
Abstand Unterlidrand – Sulcus palpebralis inferior (lateral)		5–6 mm	
„**Slant**" (Park 2012)	Männer	7,9° ± 2,4°	
	Frauen	8,8° ± 2,3°	
Lidhaut, Dicke (Hwang 2006) in **µm**	Ziliarbereich	320 ± 49	
	7 mm oberhalb der Wimpernreihe	860 ± 305	
	Bereich Augenbraue	1,127 ± 238	
Lidhaut Dicke im Alter (Hwang 2006) in **µm**	< 30 Jahre	50 ± 9	834 ± 112
	31–40 J.	52 ± 10	805 ± 157
	41–50 J.	46 ± 7	816 ± 115
	51–60 J.	47 ± 6	783 ± 33
	> 61	47 ± 9	771 ± 78
	Durchschnitt	49 ± 9	860 ± 117
Lidkante Dicke		2 mm	
Lidkante Perimeter (Mishima 1966)		30 mm	
Spannung des zentralen Unterlides (Fu 2004)		445,28 ± 127,15 Pa	
Innerer Kanthalabstand (Hall 1989) in **mm**		*Mittelwert und zwei Standardabweichungen*	
	Geburt	20 (15–25)	
	8 Jahre	30 (2434)	
	16 Jahre	32 (26–36)	
Innerer Kanthalabstand (Wu 2010) in **mm**	Asiaten	*Männer*	*Frauen*
		37,51 ± 2,92	35,55 ± 2,75

◘ Tab. 6.1   Fortsetzung

Äußerer interkanthaler Abstand (Hall 1989) in **mm**		*Mittelwert und zwei Standardabweichungen*	
	Geburt	67 (62–72)	
	8 Jahre	96 (86–106)	
	16 Jahre	105 (95–115)	
Maximaler interkanthaler Abstand erreicht mit (Park 2012)		14–16 LJ	
Musculus orbicularis oculi, Anteile	Pars palpebralis: – Pars septalis – Pars tarsalis – Fasciculus ciliaris (Riolan´scher Muskel) Pars orbitalis Pars lacrimalis	3	
Musculus orbicularis oculi (Hwang 2011)	„fast fibers"-Anteil	87,8 ± 3,7%	
	„non fast fibers" Anteil	12,2 ± 3,7%	
Dimensionen des Musculus orbicularis oculi (Costin 2014) in **cm**	Laterale Linie (zum lateralen orbitalen Rand)	2,5	
	Obere Linie (zum lateralen orbitalen Rand)	1,4	
	Untere Linie (zum lateralen orbitalen Rand)	1,2	
Musculus levator palpebrae superioris	Weite (Lemke 1988)	4 mm	
	Aponeurosiswinkel lateral (Kakizaki 2009)	20°	
Insertion der Musculus levator-Aponeurose (Lim 2009) in **mm**		*Abstand zur oberen Lidkante*	*Abstand zur oberen Kante des Tarsus*
	Medial	8,31	2,75
	Zentral	5,57	4,82
	Lateral	5,15	4,29

◘ Tab. 6.1 Fortsetzung

Anzahl der Ciliae (Liotet 1977)	Oberlid	90–160 (in 3–4 Reihen)	
	Unterlid	75–80 (in 2 Reihen)	
Länge der Ciliae (Liotet 1977) in **mm**	Oberlid	8–12	
	Unterlid	6–8	
Ciliae, Wachstumsgeschwindigkeit pro Tag (Thibaut 2009)		$0,12 \pm 0,5$ mm	
Ciliae, Dauer der Wachstumsphasen (Thibaut 2009) in **Tagen**	Kompletter Zyklus	89 ± 5	
	Anlagen	34 ± 9	
Anzahl der Ciliae in Telogenphase		59–85%	
Ciliae Follikel, Maße (Elder 1997)		*Oberlid*	*Unterlid*
	Tiefe	$1,8 \pm 0,3$ mm	$0,9 \pm 0,2$ mm
	Haarzwiebelbreite	188 ± 44 µm	132 ± 19 µm
	Schaftbreite	205 ± 28 µm	158 ± 26 µm
Oberlid Tarsus in **mm**	Länge	25	
	Höhe	9–10	
	Dicke	1,0	
Unterlid Tarsus in **mm**	Länge	25	
	Höhe	4	
	Dicke	1,0	
Dicke des Müller-Muskels (Collin 1978)		0,1–0,5 mm	
Arten von Blinzeln	– Spontan – Reflexiv – Willkürlich	3	
Häufigkeit des spontanen Blinzelns (Zametkin 1979)		*Mal/Min*	
	Kinder bis 2 Monate	$0,714 \pm 1,161$	
	1.–4. Lebensjahr	$3,426 \pm 2,819$	
	15.–20. Lebensjahr	$11,304 \pm 6,682$	
	35.–40. Lebensjahr	$16,250 \pm 10,411$	
	50.–60. Lebensjahr	$16,208 \pm 9,363$	
	> 60. Lebensjahr	$16,286 \pm 19,717$	

◼ Tab. 6.1 Fortsetzung

Häufigkeit des spontanen Blinzelns nach Geschlecht (Doughty 2002)		*Mal/Min*
	Männer	10,8 ± 2,7
	Frauen	9,7 ± 3,5
Dauer des Blinzelns (Schiffman 2001)		330 ms
Interblinkzeit	(Fatt 1992)	5 s
	(Garcia 2011)	5,2 ± 3,1 s
Amplitude des Lidschlags		9,5 mm
Schließzeit während des Blinzelns		150 ms
Anzahl der Meibomschen Drüsen (Andrews 1973)	Oberlid	30–40
	Unterlid	20–30
Lipide in der Meibom-Drüsen (Pucker 2012) in %	Freie Fettsäuren	0,0–10,4
	Wachsesther	25,0–68,0
	Cholesterolesther	0,0–65,0
	Diesters	2,3–17,6
	Freies Sterol	Spuren–30,0
	Monoglyzeride	Spuren–2,6
	Diglyzeride	Spuren–3,3
	Triglyzeride	Spuren–9,0
	Hydrocarbonsäuren	Spuren–7,5
	Phospholipide	0,0–14,8
	Hydroxyfettsäuren	Spuren–3,5
Lipide in den oberen und unteren Reservoirs (Chew 1993)		300 µg

☐ Tab. 6.1 Fortsetzung

Lipide auf der Lidkante (Chew 1993) in **Meibometer Einheiten**		*Männer*	*Frauen*
	<14 Jahre	92±11	89±10
	20–29 Jahre	115±85	149±10
	30–39 Jahre	125±12	151±13
	40–49 Jahre	147±85	163±14
	50–59 Jahre	164±12	186±16
	60–69 Jahre	175±13	196±11
	70–79 Jahre	177±13	179±11
	>79 Jahre	171±16	181±15
Refraktionsindex der Meibom-Lipide (Tiffany 1986)	Mittelwert	1,482	
	Interval	1,46–1,53	
Transitionstemperatur vom festen zum flüssigen Zustand der Meibom-Lipide (Borchman 2007)		28°C–32°C	
Anzahl der Zeis-Drüsen		2 Drüsen pro Zilie	
Anzahl der Moll-Drüsen		2 Drüsen pro Zilie	

Bulbus oculi

◩ Tab. 7.1

© Springer-Verlag GmbH Deutschland 2017
A. Bergua, *Das menschliche Auge in Zahlen*,
DOI 10.1007/978-3-662-47284-2_7

Zusammenfassung

Der Bulbus oculi hat eine kugelige Form und besteht aus verschiedenen transparenten und nicht transparenten Strukturen, die schichtförmig angeordnet sind (Sklera, Aderhaut, Netzhaut). Der Bulbus oculi liegt geschützt in der Orbita.

◘ Tab. 7.1 Bulbus oculi

Maße in mm	Anteroposterior		
	Neugeborene	17	
	3 Jahre	23	
	6 Jahre (Ojaimi 2005)	22,58	
	7 Jahre (Ojaimi 2005)	22,67	
	Erwachsener	24	
	Horizontal (Erwachsener)	23,5	
	Horizontal (Kinder)	16,00	
	Vertikal (Erwachsener)	23	
	Vertikal (Kinder)	15,4	
Durchmesser des Bulbus oculi (Peyton 1940) in mm		*Sagital*	*Vertikal*
	Fötus 7 Monate alt	13,3	15,3
	Geburt	16,2	17,1
	Erwachsener	23,1	23,8
Länge der optischen Achse (Rohen 1977) in **mm**		22,6–23,2	
Bulbusgröße, anteroposterior bei der Entwicklung (Eisner 1973) in mm	32. SSW	16,5	
	1 Tag	17,5	
	3 Tage	17	
	6 Tage	19	
	5 Monate	20–21,5	
	7 Monate	20	
	3 Jahre	22	
	6 Jahre (Ojaimi 2005)	22,58	
	7 Jahre (Ojaimi 2005)	22,67	
	14 Jahre	25	

◘ Tab. 7.1 Fortsetzung

		Frauen	Männer
Bulbusgröße, temporal-nasal bei der Entwicklung (Eisner 1973) in **mm**	32. SSW	15,5	
	1 Tag	18	
	3 Tage	18	
	6 Tage	19	
	5 Monate	18,5–20	
	7 Monate	20	
	3 Jahre	22	
	14 Jahre	25	
Refraktion (Ojaimi 2005) in **Dioptrien**	6 Jahre	+1,27	
	7 Jahre	+1,25	
Zirkumferenz beim Erwachsenen (Rohen 1977)		74,91 mm	
Gewicht des Bulbus (Scammon 1925) in **g**	Neugeborenes	2,29	
	Erwachsener	7,5	
Gesamter Blutfluss des Auges		1 ml/Min	
Spezifisches Gewicht (Rohen 1977)		1,002–1,09 g	
Okuläre Rigidität/Koeffizient (Pallikaris 2005)		0,0126 mm Hg/µl	
Volumen des Bulbus in **ml**	Neugeborenes	3,25	
	Erwachsener	6,5	
Fläche des Bulbus		22,86 cm^2	
Äquatorialer Durchmesser (Rohen 1977) in **mm**	Neugeborenes	23,4	
	Erwachsener	15,6–16	
Anzahl der Schichten des Bulbus oculi	– Tunica fibrosa bulbi (Sklera und Cornea) – Tunica vasculosa bulbi (Uvea) – Tunica interna bulbi (Retina)	3	
Protrusio bulbi, gemessen mit Exophthalmometer nach Luedde (De Juan 1980) in **mm**	Kaukasier	19	21
	Schwarzafrikaner	23	24

Konjunktiva

◼ Tab. 8.1

© Springer-Verlag GmbH Deutschland 2017
A. Bergua, *Das menschliche Auge in Zahlen*,
DOI 10.1007/978-3-662-47284-2_8

Zusammenfassung

Als dünne, halbtransparente und glänzende Schleimhautschicht umhüllt die Konjunktiva die Episklera und Sklera. Man kann die Konjunktiva in drei Teile unterteilen: Conjunctiva bulbi, tarsi und fornicis. Die Konjunktiva ermöglicht die freie Beweglichkeit des Bulbus in alle Blickrichtungen. Da die Oberfläche der Konjuntiva feucht und glatt ist, können die Schleimhautschichten aufeinander gleiten. Die Schutzfunktion für die Hornhaut und darüber hinaus für die intraokulären Strukturen erreicht die Konjunktiva über die Produktion von Muzin aus den Becherzellen und Tränen aus den akzessorischen Tränendrüsen (Glandulae lacrimales accessoriae) sowie über antibakterielle Stoffe (Immunglobuline, Interferon und Prostaglandine), die von den in der Konjunktiva vorhandenen Lymphozyten und Plasmazellen produziert werden.

◘ Tab. 8.1 Konjunktiva

Gesamte Fläche (Watsky 1998)		$17,65 \pm 2,12$ cm^2
Fornixfläche (Kawakita 2009) in cm^2	Superior	3,8
	Inferior	2,7
Volumen des „Cul de sac" der Konjunktiva		7 µl
Maximale Füllung des "Cul de Sac" der Konjunktiva		30 µl
Bindehautareal ohne Cornea (Cerratini 2014)		14,1 cm^2
Topographische Teile der Konjunktiva	– Tarsi oder palpebral – Fornicis – Bulbar	3
Anzahl von Fornices	– Superior – Inferior – Medial – Temporal	4
Dicke der Konjunktiva bulbi bei Asiaten (Zhang 2013) in µm	Epithel	$42,4 \pm 7,4$ (28–76)
	Stroma	$197,7 \pm 32,5$ (88–259)
	Total	$240,1 \pm 29,8$ (140–304)
Anzahl der Zellschichten des Epithels	Marginal	5
	Tarsal	2
	Fornix und bulbar	3
	Limbal	8–10
Anzahl der Schichten des Stromas	– Reticulum – Adenoid	2
Konjunktivaler Sack: Tiefe (Abstand von Lidkante zu Fornix) (Ehlers 1965) in mm	Temporal	5
	Superior	14–16
	Inferior	9–11

◘ Tab. 8.1 Fortsetzung

Abstand vom korneoskleralen Limbus zum Fornix (Tasman 1994) **in mm**	Temporal	12–14
	Superior	10
	Medial	7
	Inferior	8–10
Dicke des Epithels des Limbus (Francoz 2011)		84,3 ± 10,1 µm
Temperatur der Konjunktiva (Dixon 1991)	Obere Fornix	35,64°C
	Untere Fornix	35,44°C
Arten von Nerven der Konjunktiva		**4**
	Mechanorezeptoren (niedrige Schwelle)	20%
	Mechano-Nozizeptoren (hohe Schwelle)	
	Polymodale Nozizeptoren	70%
	Kälterezeptoren	10–15%
Maße der Karunkel in mm	Länge	4–5
	Breite	3–4
Produktion von Muzin durch die Becherzellen		2–3 ml/Auge/Tag

Sklera

◘ Tab. 9.1

Zusammenfassung

Zusammen mit der Hornhaut ist die Sklera die Außenhülle des Bulbus oculi, die ihm eine stabile kugelförmige Struktur gibt. Im Gegensatz zu der Kornea ist die Sklera nicht transparent, sondern porzellanweiß. Am dicksten ist die Sklera am hinteren Pol. Durch eine modifizierte anatomische Struktur (Trabekelwerk und Schlemm-Kanal) fließt das Kammerwasser aus der Vorderkammer ab.

◘ Tab. 9.1 Sklera

Dicke der Sklera (Rohen 1977) in **mm**	Im Limbusbereich	0,82
	Im Äquatorbereich	0,4–0,6
	Vor den Mm. recti	0,6
	Hinter den Mm. recti	0,3
	Peripapillär	1,0–2,0
Dicke der Sklera (Norman 2009) in **µm**	Durchschnittlich	670 ± 80 (564–832)
	Hinterer Pol	996 ± 181
	Äquator	491 ± 91
	Korneoskleraler Limbus	588 ± 63
Ratio zwischen dickster und dünnster Skleraregion (Norman 2009)		3:1
Durchmesser (Rohen 1977) in **mm**	Im Limbusbereich	11,6
	Innen	10,6
	Außen	11,2
Fläche der Sklera (Olsen 1998)		16,3 ± 1,8 cm^2
Fläche der Sklera zur gesamten Bulbusfläche (McBrien 2003)		85%
Erwachsenes Stadium erreicht		*Lebensjahr*
	Vordere Sklera	2
	Äquatorielle Sklera	13
	Hintere Sklera	13–16
Erhöhte Steifigkeit der hinteren Sklera im Vergleich zur vorderen (Friberg 1988)		60%
Maximale Elastizität erreicht (Watson 2004)		12–13 Lebensjahr
Elastizitätsmodus der Sklera (Friberg 1988), **Mittelwert ± SD**	Anterior	1,9 ± 1,4 · 10^6 Nm^{-2}
	Posterior	1,8 ± 1,1 · 10^6 Nm^{-2}
Steifigkeit der Sklera, Zunahme im Alter	Vom 3. bis 20. Lebensjahr	2–3 Mal
	Vom 20. bis 78. Lebensjahr	Zusätzlich 2 Mal

◨ Tab. 9.1 Fortsetzung

Innerer Durchmesser für die Durchtrittsstelle des Sehnervs (Rohen 1977) in mm	Innen	1,5–2,0
	Außen	3,0–3,5
Äußere Perforationsstelle (Abstand vom Limbus) (Rohen 1977) in mm	Der oberen Vortexvenen	20–22
	Der unteren Vortexvenen	18–19
Krümmungsradius (Bron 1997) in mm	Extern	12,0
	Intern	11,5
Sklera Major Foramina, Durchmesser (Dawson 2011) in mm	Anterior	13,7
	Posterior	1,5
Sklera Minor Foramina, Anzahl (Dawson 2011)	Emissaria Kanäle, für ziliare Arterien	30–40
	Vortex Venen Kanäle	4–7
Wassergehalt (Watson 2003) in %		68
Kollagengehalt der Sklera, in trockenem Gewicht (Keeley 1984) in %	Jugend (7–12 Jahre)	48,9 ± 5,9
	Erwachsene	39,1 ± 4,0
Kollagenarten in der Sklera	– Typ I – Typ III – Typ V – Typ VI	4
Durchmesser der Kollagenfibrillen bei Erwachsenen (McBrien 2003)		28–280 nm
Kollagenfibrillenbündel (Bron 1997) in µm	Dicke	10–16
	Breite	100–140
Quellungsdruck		20–30 g/cm^2
Tenonkapsel, Beginn hinter dem Limbus corneae		2 mm
Episklera, Dicke	Limbusnah	15–20 µm
Lamina fusca, Dicke		5 µm

Tränen

◼ Tab. 10.1

© Springer-Verlag GmbH Deutschland 2017
A. Bergua, *Das menschliche Auge in Zahlen*,
DOI 10.1007/978-3-662-47284-2_10

Zusammenfassung

Die Tränenflüssigkeit ist entscheidend für die Reinigung der Bindehaut und Hornhaut, schützt und befeuchtet gleichzeitig. Auch die Tränenflüssigkeit trägt zu einem normalen Visus bei. Die Tränen bestehen hauptsächlich aus Wasser und Proteinen (Immunglobulinen und Lysozymen). Der Tränenfilm besteht aus drei Schichten: Die innerste enthält Muzin und ist in Kontakt mit dem Epithel der Hornhaut. Die mittlere Schicht ist der wässrige Teil und die dritte – aus Lipiden bestehend – ist die äußerste.

◘ Tab. 10.1 Tränen

Tränenfilm, Dicke in µm	Gesamt	11
	Lipidschicht (im Kontakt mit Luft)	0,1
	Wässrig (in der Mitte)	10
	Muzinschicht (direkt auf der Cornea)	0,2–0,5
Beginn der Tränenproduktion		3. Woche
Tägliche Produktion von Tränenflüssigkeit		ca. 1 ml
Produktion von Tränenflüssigkeit (Tomlinson 2009) **in µl/Min**	Normal	1,10
	Stimuliert	1,8
Tränenfluss (Sorensen 1979)		1–2 µl/Min
Fluktuationsrate (Tomlinson 2009)		$16,19 \pm 5,1\%$/Min
Fluktuationsrate (Bron 1997)	Normal	12–16%/Min
	Stimuliert	300% / Min
Produktionsrate in µl pro Stunde	Erwachsener	38
	Kinder	84
Tränenevaporationsrate (Tomlinson 2009)		$0,14 \pm 0,07$µl/Min
Osmolarität (Mastman 1961)		Ca. 311–350 mOsmol/Kg
Refraktiver Index (Craig 1995)		$1,33698 \pm 0,00110$
Viskosität (Tiffany 1991)		$4\text{–}8 \text{ mPA/s}^{-1}$
Massendichte der Tränen (Cerretani 2014)		$1 \text{ g}/\text{cm}^3$
pH-Wert (Carney 1989)		$7,5 \pm 0,16$
Zusammensetzung der Tränenflüssigkeit (Jordan 1980) **in %**	Wasser	98%
	Trockenstoff (Solid)	2%

◘ Tab. 10.1 Fortsetzung

Volumen des Tränenfilms (Jordan 1980)		$6,2 \pm 2,0$ µl
Volumen der Menisci		Ca. 2,9 µl
Zusammensetzung Tränenflüssigkeit in g/l	Wasser	981,30
	Trockene Stoffe	18,70
	Gesamte Proteine	6,69
	Gesamte Albumine	3,94
	Gesamte Globuline	2,75
	Lysozyme	1,70
Zusammensetzung der Tränen (Van Haringen 1981) **in mM**	*Elektrolyte*	
	Na^+	120–165
	Cl^-	118–135
	HCO^{3-}	20–26
	K^+	20–42
	Ca^{2+}	0,4–1,1
	Mg^{2+}	0,5–0,9
	Organische Stoffe	
	Glukose	0,1–0,6
	Harnstoff	3,0–6,0
	Laktat	2–5
	Pyruvat	0,05–0,35
	Askorbat	0,008–0,04
	All-trans-Retinol	0,04–1,06 µl /dl
Laktoferrin (Craig 1995) **in mg/ml**		$1,64 \pm 0,47$
Tränenfilmaufreißzeit (BUT)		>15 s
Schirmer-I-Test		Nach 5 Min > 15 mm
Schirmer-II-Test		Nach 5 Min > 10 mm
Konzentration von Immunglobulinen in den Tränen (Coyle 1986) **in µg/ml**	IgG	6,7 (2,6–17,5)
	IgA	186 (102–339)
	IgM	5,6 (2,1–14,8)

◉ **Tab. 10.1** Fortsetzung		
Proteine in der Tränenflüssigkeit (Gachon 1982) in **mg/ml**	Gesamte Proteine	5–9
	Lysozym	2,4±0,7
	Laktoferrin	1,5±0,4
	Präalbumin	0,5–1,5
	Albumin	0,054

Cornea

◘ Tab. 11.1

© Springer-Verlag GmbH Deutschland 2017
A. Bergua, *Das menschliche Auge in Zahlen*,
DOI 10.1007/978-3-662-47284-2_11

Zusammenfassung

Die stärkste refraktive Struktur des Auges ist die Cornea. Über den Tränenfilm ist sie in Kontakt mit der Luft. Die wichtigste Eigenschaft der Hornhaut ist ihre Transparenz, bedingt durch ihre Avaskularität, die Regularität des Epithels sowie die homogene Positionierung der extra- und zellulären Elemente des Stromas.

⬛ Tab. 11.1 Cornea

Anteriorer vertikaler Durchmesser (Rohen 1977)		10,6 mm
Anteriorer horizontaler Durchmesser (Rohen 1977)		11,7 mm
Posteriorer Durchmesser		11,5 mm
Gesamte Fläche in mm²	Anterior	106
	Posterior	110
Fläche (Watsky 1998)		$1{,}04 \pm 0{,}12$ cm²
Gesamte Dicke, zentral (Ehlers 1976) in µm	Frühgeborene	545 ± 14
	Neugeborene	541 ± 06
	Kinder 2–4 Jahre	520 ± 07
	Kinder 5–9 Jahre	520 ± 05
	Kinder 10–14 Jahre	520 ± 07
	Erwachsene	520
Gesamte Dicke, peripher (Rohen 1977)		670 µm
Dicke des Zentralepithels in µm	(Li 1997)	$50{,}6 \pm 3{,}9$
	(Wang 2004)	$59{,}9 \pm 5{,}9$
	(Sin 2006)	$52{,}9 \pm 3$
	(Feng 2008)	$54{,}7 \pm 1{,}9$
	(Li 2012)	$52{,}3 \pm 3{,}6$
Dicke des peripheren Epithels (Eckard 2006)		61 ± 5 µm
Volumen des Epithels, in Prozent zum Volumen der gesamte Cornea		10
Anzahl der Zellschichten des Epithels (Rohen 1977)	Zentral	5–6
	Am Limbus	8–10
Anzahl der Schichten des Epithels		3

Tab. 11.1 Fortsetzung

Dichte der Epithelzellen in den verschiedenen Sichten (Zellen/mm²) (Eckard 2006)		*Zentral*	*Peripherie*
	Schuppenzellen-Schicht (1–2 Zellen)	840 ± 295	833 ± 223
	Flügel-Schicht (3–6 Zellen)	5070 ± 1150	5582 ± 829
	Basal-Schicht (1 Zelle)	8996 ± 1532	10.139 ± 1479
Zelldichte der Oberfläche: basale Zelldichte Ratio (Eckard 2006)		1:10	
Lebensdauer der kornealen Epithelzellen (Rohen 1977)		6–7 Tage	
Bowman-Lamelle, Dicke (Schmoll 2012) in **µm**		18,7 ± 2,5	
Bowman-Lamelle, Abnahme der Dicke im Alter (Germundsson 2013)		0,06 µm/Jahr	
Stroma, Dicke in **µm**		400–500	
Stroma, Volumen in Prozent zum Gesamtvolumen der Cornea		85%	
Anzahl der Lamellen im Stroma (Rohen 1977)		Ca. 200	
Gesamte Anzahl von Keratozyten im Stroma (Møller-Pedersen 1994)		$2{,}6 \cdot 10^6$	
Dichte von Keratozyten des zentralen Stromas (Møller-Pedersen 1994)		129.000 ± 29.000 Zellen/mg Trockengewicht	
Dichte von Keratozyten des zentralen Stromas (Patel 2001) in **Zellen/mm³**	Durchschnittlich für das gesamte Stroma	20.522 ± 2981	
	0–10% (anterior)	28.838 ± 8913	
	11–33%	20.916 ± 4032	
	34–66% (mittlere)	19.241 ± 2906	
	67–90%	19.081 ± 2703	
	91–100% (posterior)	19.947 ± 3254	
Abnahme der Anzahl von Keratozyten im Alter, pro **Jahr** (Patel 2001)		0,43%	
Kollagenarten im menschlichen Stroma (Dawson 2011)		13	

◘ Tab. 11.1   Fortsetzung

Wichtigste Kollagenarten des kornealen Stromas (Berman 1991) in %	Typ I	50–55
	Typ III	< 1
	Typ V	8–10
	Typ VI	25–30
Brechkraft der zentralen Anteile (4,0 mm) in **Dioptrien**	Gesamt	+43
	Anteriore Fläche	+48
	Posteriore Fläche	−5
Nervenfasern, die die Hornhaut erreichen (Belmonte 1997)	Nicht myelinisierte	≤30%
	Myelinisierte	≥70%
Nervenbündel, die **radiär in die Cornea** eintreten (Müller 1997)		Ca. 60
Arten von Nervenfasern in der Cornea (Müller 1997)	C	2
	Delta	
Dicke der Nerven des kornealen Stromas in µm (Müller 1997)	Zentrum	0,4
	Peripherie	0,67
Anzahl von subbasalen Nervenfaszikeln der Cornea (Belmonte 1997)		7000
Anzahl von Nervenendigungen in der zentralen Cornea (Belmonte 1997)		3500–7000/mm^2
Arten von sensorischen afferenten Nervenfasern der Cornea (Belmonte 2011)		4
	Polymodale Nozizeptoren	75%
	Mechano-Nozizeptoren	15–20%
	Kälterezeptoren	0–15%
	„Silent"-Rezeptoren	

◘ Tab. 11.1 Fortsetzung

Komponenten des Blinkreflexes		3
	R1 (Sanes 1982)	
	Onset-Latenz	11 ms
	Reflexdauer	5 ms
	R2 (Sanes 1982)	
	Onset-Latenz	30–50 ms
	Reflexdauer	bis zu 50 ms
	R3	
	Onset-Latenz (Rossi 1989)	75–90 ms
	Reflexdauer (Ellrich 1996)	32 ms
Descemet-Membran, Dicke (Johnson 1982) in **µm**	Geburt	3
	Erwachsener	8–10
Descemet-Membran, hydraulische Leitfähigkeit (Fatt 1969)		15–37 cm^2 s/g
Endothel, Dicke (Murphy 1984) in **µm**	Bei der Geburt	3
	Beim Erwachsenen	9–10
Endothel, Volumen (Prozent zum gesamten Corneavolumen)		<1
Endothelzellen, Hexagonalität (Yee 1985) in **Prozent aller Endothelzellen**	20–29 Jahre	73
	50–59 Jahre	64
	80–89 Jahre	61
Endothel, Zellzahl (Laule 1978) in **Zellen/mm^2**	Neugeborenes	6000
	1 ½ Jahre altes Kind	5000
	Jugendlicher	2000–5000
	Erwachsener	1500–2750
Endothel, Zellzahl (Nucci 1990) pro **mm^2**	5.–9. Lebensjahr	3160 ± 351 (2597–3981)
	10.–14. Lebensjahr	2730 ± 293 (2153–3613)

◘ Tab. 11.1 Fortsetzung

Endothelzellverlust im Alter (Speedwell 1988) in %	Zwischen 5. und 7. Lebensjahr	13
	Zwischen 8. und 10. Lebensjahr	12
Mindestanzahl von Endothelzellen für normale Pumpleistung		300–800 Zellen/mm^2
Krümmungsradius des anterioren zentralen Anteils der Cornea (Ehlers 1976) in **mm**	Frühgeborene	6,35 ± 0,09
	Neugeborene	7,11 ± 0,07
	Kinder 2–4 Jahre	6,73 ± 0,09
	Kinder 5–9 Jahre	7,81 ± 0,09
	Kinder 10–14 Jahre	8,01 ± 0,05
	Erwachsener	7,8
Krümmungsradius der hinteren zentralen Cornea (Rohen 1977) in **mm**		6,2–6,8
Brechungsindex		1,376
Asphärezität der Cornea (Dubbelman 2002)	Vorderer Anteil	0,82 ± 0,18
	Hinterer Anteil	0,62 ± 0,27
Posterior/anterior Asphärezität Ratio der Cornea im Alter (Dubbelman 2002)	16. Lebensjahr	0,98 ± 0,17
	62. Lebensjahr	0,53 ± 0,30
Schallgeschwindigkeit (Vanysek 1970)		1639 m/s
Blockade von UV-Licht unterhalb von (Boettner 1962)		300–400 nm
UV-Lichtabsorption (Johnson 2004) in %	280 nm Wellenlänge	100
	300 nm Wellenlänge	92
	320 nm Wellenlänge	45
	340 nm Wellenlänge	37
	360 nm Wellenlänge	34
Chemische Zusammensetzung der Cornea (Hogan 1971) in %	Wassergehalt	72–82
	Kollagen	15
	Andere Proteine	5
	Keratosulfat	0,3
	Chondroitinsulfat	0,3
	Salze	1

⧠ Tab. 11.1   Fortsetzung

Arten von Proteoglykanen im Stroma (Hasell 2010)	– Lumican – Keratocan – Mimecan – Decorin	**4**
Penetration von Sauerstoff durch das korneale Epithel (Berman 1991)		$3{,}5\text{–}4{,}0\ \mu l/cm^2$
Corneale Refraktionsentwicklung (Weale 1982) in **Dioptrien**	Frühgeborene	$+53{,}1 \pm 1{,}5$
	Neugeborene	$+48{,}4 \pm 1{,}7$
	1 Monat nach Geburt	$+45{,}9 \pm 2{,}3$
	36 Monate nach Geburt	$+42{,}9 \pm 1{,}3$
Frischgewicht der Gesamtkornea (Erwachsener) (Rohen 1977) in **mg**		180
Quellungsdruck (Rohen 1977)		$75\text{–}85\ g/cm^2$

		CH (mmHg)	*CRF*
Biomechanische Eigenschaften der Cornea (Ortiz 2007) CH = corneal hysteresis; CRF = corneal resistance factor	9–14 Jahre	$11{,}7 \pm 1{,}1$	$11{,}9 \pm 1{,}2$
	14–35 Jahre	$10{,}9 \pm 1{,}3$	$11{,}0 \pm 1{,}6$
	35–60 Jahre	$10{,}6 \pm 1{,}7$	$10{,}8 \pm 1{,}7$
	60–80 Jahre	$10{,}0 \pm 1{,}2$	$10{,}6 \pm 1{,}1$
	Gesamte Augen	$10{,}8 \pm 1{,}5$	$11{,}0 \pm 1{,}6$

Temperatur der kornealen Oberfläche (Dixon 1991)		33,72 °C
Abnahme der kornealen Temperatur im Alter (Morgan 1999)		–0,010 °C/Jahr
Sauerstoffverbrauch der Cornea, in % zur gesamten Cornea	Epithel	40
	Stroma	40
	Endothel	20
Stoffwechsel der Cornea in %	Aerober Weg	15
	Anaerober Weg	85

Kammerwasser, Vorderkammer, hintere Kammer

■ Tab. 12.1

© Springer-Verlag GmbH Deutschland 2017
A. Bergua, *Das menschliche Auge in Zahlen*,
DOI 10.1007/978-3-662-47284-2_12

Zusammenfassung

Das Kammerwasser wird kontinuierlich aus dem Ziliarkörper gebildet, von wo aus es durch die Pupillenöffnung in die Vorderkammer fließt und die Rückfläche der Cornea befeuchtet. Der Abtransport des Kammerwassers erfolgt durch das Trabekelwerk in den Schlemm´schen Kanal und dann weiter in den episkleralen Venen.

◘ Tab. 12.1 Kammerwasser, Vorderkammer, hintere Kammer

Vorderkammer, Tiefenmaximum erreicht im (Baikof 2004)		15–20 Lebensjahr
Vorderkammer, Tiefenabnahme pro **Jahr** (Baikof 2004)		18,3 µm
Vorderkammer, Tiefenabnahme bei der Akkommodation (Baikof 2004) **in µm**	Von 2 Dioptrien	50
	Von 6 Dioptrien	200
	Von 10 Dioptrien	300
Vorderkammer Durchmesser (Baikof 2004) **in mm**		12,334±0,571
Volumen, gesamt		200–400 µl
Volumen der Vorderkammer		250 µl
Volumen der hintere Kammer		60 µl
Vorderkammertiefe (Ojaimi 2005) **in mm**	6 Jahre alte Kinder	3,32
	7 Jahre alte Kinder	3,36
pH in der Vorderkammer		7,2
Sauerstoff in der Vorderkammer (Helbig 1995) **in mmHg**	Im Kammerwinkelbereich	45±10
	Vor dem Pupillarsaum	33±11
	Vor der Pupillenmitte	13±7
Sauerstoff in der Vorderkammer (Siegfried 2010) **in mmHg**	Vorderer Anteil (retro-korneal)	24,1±0,9
	Mittlerer Anteil (Mitte der Vorderkammer)	11,5±0,5
	Hinterer Anteil (prälental)	2,9±0,3
	Kammerwinkel	12,9±0,7
	hintere Kammer	3,5±0,4
Wasserstoffperoxid (H_2O_2) (Spector 1981)		26±18 µM
Spezifisches Gewicht (Witmer 1981)		1,002–1,012
Viskosität des Kammerwassers (Moses 1979)		$7,5 \cdot 10^{-4}$ kg/m s

◘ Tab. 12.1 Fortsetzung

Osmolarität (Witmer 1981)		3-5 mmol
Elektrische Ladung gegenüber Plasma (Witmer 1981)		+10 mV
Schallgeschwindigkeit (Jansson 1962)		1532 m/s
Produktion pro **Minute**		2–3 µl
Produktion pro **Tag**		2,9 ml
Abfluss von Kammerwasser in %	Trabekulär	85
	Uveoskleral	15
Produktion von Kammerwasser während des Schlafs		−45 ± 20%
Brechungsindex		1,3336
UV-Licht-Absorption (Johnson 2004) in %	300 nm Wellenlänge	6
	320 nm Wellenlänge	16
	340 nm Wellenlänge	14
	360 nm Wellenlänge	12
Zusammensetzung (Riley 1983)	Proteine	669 mg/100 ml
	Kochsalz	658 mg/100 ml
	Natrium	445 mg/100 ml
	Kalium	116 mg/100 ml
	Chlorid	131 meq/l
	Magnesium	1 meq/l
	Kalzium	1,2 meq/l
	Glukose	65 mg/100 ml
	Laktat	4,5 mmol
	Askorbat	1,1 mmol
	Zitrat	0,1 mmol
	Transferrin	1,3–1,7 mg/dl
	Harnstoff	4,1 mmol/l
	Pyruvat	0,6 mmol/l
	Fruktose	0,2 mmol/l
	Gluthathion	$1-10 \cdot 10^{-3}$ mmol

◘ Tab. 12.1   Fortsetzung

Hyaluronsäure (Laurent 1983)		1,1 µg/ml
Fibronektin		0,25 mg/dl
Prostaglandine (Cooper 1984)		2 ng/ml
Zyklisches AMP (Cooper 1984)		8 ng/ml
Katecholamine in **ng/ml**	Norepinephrin	0,8
	Epinephrin	0–0,13
	Dopamin	0,12
Immunglobuline in **mg/dl**	IgG	3,0
	IgE	0,75
Zytokine im Kammerwasser (Zenkel 2010) in **pg/ml**	Interleukin-1α	$13,3 \pm 16,5$
	Interleukin-2	$2,7 \pm 0,7$
	Interleukin-4	$3,7 \pm 1,9$
	Interleukin-6	$52,0 \pm 34,0$
	Interleukin-7	$9,9 \pm 8,9$
	Interleukin-8	$10,1 \pm 6,6$
	Interleukin-10	$2,3 \pm 0,8$
	Interleukin-12	$4,4 \pm 2,8$
	Interleukin-13	$6,0 \pm 1,9$
	Interleukin-15	$3,3 \pm 1,4$
	IFN-γ	$3,8 \pm 1,5$
	Eotaxin	$19,0 \pm 10,7$
	MCP-1	$536,0 \pm 268,0$
	MIP-1 α	$39,7 \pm 25,0$
	RANTES	$12,2 \pm 12,3$
	GM-CSF	$2,7 \pm 0,6$

Iris und Pupille

◼ Tab. 13.1

© Springer-Verlag GmbH Deutschland 2017
A. Bergua, *Das menschliche Auge in Zahlen*,
DOI 10.1007/978-3-662-47284-2_13

Zusammenfassung

Die Pupille ist die zentrale Öffnung des Auges und reguliert durch ihre Eigenschaft als „Blende"
den Einfall des Lichts auf die Netzhaut. In der Nähe ermöglicht eine enge Pupille eine ausrei-
chende Tiefenschärfe, um Objekte scharf sehen zu können. Die Iris besteht aus zwei antago-
nistischen Muskeln, die über ein binäres Innervationssystem – sympathisch und parasympathisch – den Durchmesser der Pupille bestimmen.

❏ Tab. 13.1 Iris und Pupille

		Fläche (**mm²**)	*Radius* (**mm**)	*Volumen* (**mm³**)
Durchmesser der Iris (Rohen 1977)		12 mm		
Zirkumferenz (peripher) (Rohen 1977)		Ca. 37,5 mm		
Fläche der Iris		110 mm²		
Irisfläche bedeckt durch (Mocan 2014) **in %**	Oberlid	6,46 ± 5,17		
	Unterlid	0,66 ± 1,62		
Dicke der Iris (Rohen 1977) **in mm**	Iriswurzel	3,0		
	Iriskrause	0,5		
Fläche, Radius und Volumen der Iris in Mydriasis (Aptel 2010)	Miosis	1,82	3,88	44,29
	Mydriasis (30 Minuten nach 1% Tropicamid)	1,37	4,39	37,88
	Mydriasis (30 Minuten nach 10% Phenylephrin)	1,35	4,44	37,69
Histologische Schichten der Iris	– Anteriore Grenze (früher Endothel-schicht) – Stroma – Anteriores Epithel – Posteriores Epithel	4		
Dicke des Pigmentepithels in µm	Miosis	12		
	Mydriasis	50–60		
Pupille, Durchmesser in mm	Miosis	0,5		
	Mydriasis	9		
	Range der Pupille (Rohen 1977)	1,2–9		
Pupille, Durchmesser für beste Bildqualität		2,5–3,0 mm		
Optische Vergrößerung der Pupille durch die Cornea (Parker 1973)		8–13%		
Latenzzeit (Cibis 1977) **in s**	Heller Stimulus	0,2		
	Schwellennaher Stimulus	0,5		

◘ Tab. 13.1 Fortsetzung

		Mittelwert	Frauen
Kontraktionsgeschwindigkeit (Drischel 1957)		0,5 s (0,26–0,7 s)	
Schwellenleuchtdichte für den phasischen Pupillenlichtreflex (Alexandridis 1982)		$3 \cdot 10^{-6}$ cd/m^2	
Physiologische Pupillenoszillationen (Korczyn 1987)		2–3/s	
Anzahl der Muskel der Iris	– M. sphincter pupillae – M. dilatator pupillae	2	
Interpupillardistanz (Hall 2013) im Alter		*Mittelwert* *(2 Standard-Abweichungen)*	
	Geburt	39 mm (33–45)	
	8 Jahre	53 mm (46–60)	
	16 Jahre	59 mm (52–66)	
Interpupillardistanz (Tang 1998) in **mm**		*Männer*	*Frauen*
	Asiaten	64,3 ± 3,2	61,6 ± 2,7
Musculus sphincter pupillae (Rohen 1977) in **mm**	Breite	0,6–0,9	
	Dicke	0,17	
Musculus dilatator pupillae in **µm**	Länge	60	
	Breite	7	
Anzahl motorische Einheiten des M. sphincter pupillae		20	
Dicke des Pigmentepithels der Iris (Rohen 1977) in **µm**	Bei Miosis	12	
	Bei Mydriasis	50–60	
Pupillarer Lichtreflex bei Kindern in **mm**	In Dunkeladaptation	7,44 ± 0,77	
	Nach Lichtadaptation	6,58 ± 0,61	
Carotenoidkonzentration in der Iris (Ahmed 2005) in **ng/Frischgewebe**	Lutein	8,5	
	Zeaxanthin	0,9	
	Meso-Zeaxanthin	0,2	
	3′-Epilutein	0,6	

Linse

◻ Tab. 14.1

Zusammenfassung

Als transparente bikonvexe Linse ist die Lens crystallina hinter der Iris in der Fossa hyaloidea positioniert. Sie ermöglicht durch Akkomodation das Fokussieren von Objekten auf der Netzhaut. Umhüllt von einer transparenten Kapsel wird die Linse durch die Zonula ciliaris Zinnii am Ziliarmuskeln befestigt. Die avaskuläre Linse wird über Diffusion durch das Kammerwasser ernährt.

Tab. 14.1 Linse

Sagittaler Durchmesser (Rohen 1977) in **mm**	Neugeborenes	3,5
	10 Jahre	3,9
	20.–50. Lebensjahr	4,0–4,14
	60.–70. Lebensjahr	4,77
	80.–90. Lebensjahr	5,0
Wachstum der Linse		0,023 mm/Jahr
Äquatorialer Durchmesser (Rohen 1977) in **mm**	Neugeborene	6,5
	Ab dem 15. Lebensjahr	9,0
Durchmesser während der fetalen Entwicklung (Goldstein 1998)		*mm*
	14. SSW	2,5
	21. SSW	4,4
	28. SSW	5,1
	34–36. SSW	5,8
Zirkumferenz in **mm**	Neugeborenes	20,41
	Erwachsener	28,26
Zirkumferenz während der fetalen Entwicklung (Goldstein 1998)		*mm*
	14. SSW	8,0
	21. SSW	13,7
	28. SSW	16,3
	34–36. SSW	18,2
Fläche in **mm²**	Anterior	83
	Posterior	87

◧ Tab. 14.1 Fortsetzung

Fläche während der fetalen Entwicklung (Goldstein 1998)		mm^2
	14. SSW	5,1
	21. SSW	15,11
	28. SSW	20,5
	34–36. SSW	26,6
Gewicht (Rohen 1977) in **mg**	Neugeborenes	65
	Im 1. Jahr	130
	20.–30. Lebensjahr	174
	40.–50. Lebensjahr	204
	Im 90. Lebensjahr	250
Volumen der Linse (Rohen 1977) in mm^3	Neugeborenes	64
	30.–40. Lebensjahr	163
	Erwachsener	213
	80.–90. Lebensjahr	244
Dichte der Linse bei Raumtemperatur (26-31°C) (Begui 1954)		$1,136\ g/cm^3$
Abstand hintere Linse zu Retina		17,3 mm
Krümmungsradius (Ortiz 2012) in **mm**	Vorderfläche	10,27–14,14
	Hinterfläche	6,12–7,54
Oberfläche Asphärizitäten (Ortiz 2012)		–0,04––1,96
Brechkraft der Linse		19–33 Dioptrien
Wassergehalt		65%
Proteingehalt		34%

◘ Tab. 14.1 Fortsetzung

Linsenepithel	Anzahl der Schichten	1
	Vermessung der Epithelzellen (Breite x Höhe)	11–17 µm · 5–8 µm
	Dichte der Epithelzellen (Konofsky 1987)	4382 Zellen/mm^2
Dicke der Linsenkapsel (Erwachsener) (Rohen 1977) in µm	Vorderer Pol	10–20
	Äquator	7–17
	Hinterer Pol	2–4
Dicke der vorderen Linsenkapsel im Alter (Krag 1997) in µm	1 Jahr	15
	25 Jahre	20
	60 Jahre	26
Dicke des vorderen Cortex (Koretz 1997) in **mm**	1 Jahr	0,4
	25 Jahre	0,7
	60 Jahre	1
Dicke des Nucleus (Koretz 1997) in **mm**	1 Jahr	2,5
	25 Jahre	2,6
	60 Jahre	2,6
Bruchdehnung der vorderen Linsenkapsel (Krag 1997) in N/mm^2	Kleine Kinder	108
	Alte Erwachsene	40
	Abnahme pro Jahr	0,05%
Bruchgrenze der vorderen Linsenkapsel (Krag 1997) in N/mm^2	Kleine Kinder	17,5
	Alte Erwachsene	1.5
	Abnahme pro Jahr	1%
Energieausfall der vorderen Linsenkapsel (Krag 2003) in N/mm^2	Kleine Kinder	4,1
	Alte Erwachsene	0,2
	Abnahme pro Jahr	0,8%
Steifigkeit der vorderen Linsenkapsel im Alter (Krag 1996) in N/mm^2	1 Jahr	0,4
	25 Jahre	1,2
	60 Jahre	1,5

◨ Tab. 14.1 Fortsetzung

Dicke der hinteren Linsenkapsel (Krag 2003)		4–9 µm
Bruchdehnung der hinteren Linsenkapsel (Krag 2003) in %	Kleine Kinder	101
	Alte Erwachsene	34
Bruchgrenze der hinteren Linsenkapsel (Krag 2003) in N/mm^2	Kleine Kinder	16,1
	Alte Erwachsene	1,1
Schrumpfung der Linsenkapsel bei Temperaturen ≥ 49°C – 54°C (Krag 1998)		50%
Verdickung der Linsenkapsel pro **Jahr** (Bleckmann 1989) in µm		0,08
Hydraulische Leitfähigkeit der **Linsenkapsel** (Fischer 1982)		17–50 cm^2 s/g
Steifigkeit des Kortex (Fisher 1971) in **N/mm^2**	1 Jahr	0,7
	25 Jahre	3,2
	60 Jahre	4
Steifigkeit des Nucleus im Alter (Fisher 1971) in **N/mm^2**	1 Jahr	0,7
	25 Jahre	0,6
	60 Jahre	2
Schallgeschwindigkeit der Linse (Jansson 1962)		1641 m/s
Linsenfasern (Rohen 1977)	Anzahl	2100–2300
	Länge	8–12 mm
	Breite	1–10 µm
	Dicke	4,6 µm
Proportion der unlöslichen Proteine der Linse in %	Im Alter von 10 Jahren	3
	Im Alter von 80 Jahren	40

�‍ Tab. 14.1 Fortsetzung

Elektrolyte in der Linse (Bellows 1981)	Na^+	46
	K^+	404
	Ca^{2+}	6
	Mg^{2+}	8
	Cl^-	69
	PO_4^{3-}	43
	SO_4^{2-}	468
Proteininhalt der Linse in %	Linsenrinde	20–27
	Linsenkern	32
Kollagen-IV-Konzentration in der Linsenkapsel (trockengewicht)		65%
Wichtigste strukturale Proteine der Linse in %	α-Kristallin	31
	β-Kristallin	55
	γ-Kristallin	1,5
Formen von α-Kristallin (Beebe 2011)	– αA – αB	2
Formen von β-Kristallin (Beebe 2011)	– βA1 – βA2 – βA3 – βB1 – βB2 – βB3	6
Formen von γ-Kristallin (Beebe 2011)	– γS – γC – γD	3
Kohlenhydrate in der Linse (Ohrloff 1993)		0,04%
Aminosäure-Konzentration in der Linse (Harding 1984) in µm/ **Gramm Frischgewicht**	Taurin	0,79
	Serin	0,56
	Prolin	0,16
	Glutaminsäure	3,42
	Glycin	0,79
	Alanin	1,34

◨ Tab. 14.1 Fortsetzung

Organische Stoffe (Harding 1984) in µm/Gramm Frischgewicht	Harnstoff	4,7	
	Ascorbinsäure	300	
	Glutathion	1,43	
Pyridinnukleotide (Harding 1984) in nMol/Gramm Frischgewicht	NAD$^+$	208–570	
	NADH	51–210	
	NADP$^+$	15–20	
	NADPH	11–20	
Phospholipide der Linsenfaserzellmembran (Zelenka 1984) in % der Gesamtlipide	Sphingomyelin	47–56	
	Phosphatidylcholin	2–5	
	Phosphatidylethanolamin	9–18	
	Phosphatidylserin	6–15	
	Phophatidylinositol	1–4	
Glykolipide der Linsenfaserzellmembrane (Borchman 2010)	% der Gesamtlipiden <1		
Wasserstoffperoxid (H_2O_2) (Spector 1981)	34 ± 28 µM		
Karotenoidkonzentration (Ahmed 2005) in ng/Gramm Frischgewicht	Lutein	0,8	
	Zeaxanthin	0,5	
	Meso-Zeaxanthin	0,1	
	3'-Epilutein	0,4	
Dicke des Linsenepithels (Salzmann 1912) in µm		*Anteriorer Pol*	*Posteriorer Pol*
	14 Tage	6	2,5
	7 Jahre	8	2
	15 Jahre	9	3
	23 Jahre	11	3
	35 Jahre	14	4
	48 Jahre	11	3,4
	71 Jahre	14	2,3

◘ Tab. 14.1   Fortsetzung

		Anterior	Posterior
Dicke des Linsenepithels, Äquator (Salzmann 1912) in μm	14 Tage	3	
	7 Jahre	9	
	15 Jahre	14	
	23 Jahre	14	
	35 Jahre	17	
	48 Jahre	15	
	71 Jahre	9	
Fläche des Linsenepithels (Salzmann 1912) in μm²		*Anterior*	*Posterior*
	14 Tage	8	19
	7 Jahre	13	17
	15 Jahre	14	23
	23 Jahre	18	21
	35 Jahre	21	23
	48 Jahre	22	28
	71 Jahre	21	9
Anzahl der Zellen in verschiedenen Regionen der erwachsenen Linse (Taylor 1996)	Embryonaler Kern	800	
	Fetaler Kern	700.000	
	Juveniler Kern	640.000	
	Erwachsener Kern	4.460.000	
	Kortex	665.000	
Wachstumsgeschwindigkeit der Zellen in verschiedenen Regionen der erwachsenen Linse (Taylor 1996) in Zellen/Jahr	Embryonaler Kern	133.000	
	Fetaler Kern	1.360.000	
	Juveniler Kern	53.000	
	Erwachsener Kern	101.000	
	Kortex	3500	
Refraktiver Index (Danysh 2008)	Gesamt	1,4	
	Kortex	1,386	
	Nucleus	1,41	

□ Tab. 14.1 Fortsetzung

UV-Licht-Absorption (Johnson 2004) in %	300 nm	2
	320 nm	36
	340 nm	48
	360 nm	52
Blaulicht-Transmissionsrate in %	50-Jähriger	70
	75-Jähriger	25
Abstand des Linsenäquators zu den **Processus ciliare**		0,5 mm
Zonulafasern der Linse, anatomische Anteile (Streeten 1977)	– Anteriore Gruppe – Äquatoriale Gruppe – Hintere Gruppe	3
Zonulafasern, strukturelle Formen	– Typ 1 – Typ 2 – Typ 3	3
Durchmesser der Zonulafasern		0,35–1 µm
Durchmesser von Fibrillin		8–12 nm

Kammerwinkel, Trabekelwerk, Schlemm-Kanal und Kammerwasser-Abfluss

◼ Tab. 15.1

© Springer-Verlag GmbH Deutschland 2017
A. Bergua, *Das menschliche Auge in Zahlen*,
DOI 10.1007/978-3-662-47284-2_15

Zusammenfassung

Der Kammerwinkel oder Angulus iridocornealis beschreibt die anatomische Struktur, welche in der vorderen Kammer durch den Winkel zwischen der Cornea und der Iriswurzel gebildet wird.

◘ Tab. 15.1 Kammerwinkel, Trabekelwerk, Schlemm-Kanal und Kammerwasser-Abfluss

Trabecular Iris Surface Area (TISA) bei 500 µm (Rigi 2014) in **mm²**	Temporal	0,153
	Nasal	0,160
	Superior	0,109
	Inferior	0,148
Trabecular Iris Surface Area (TISA) bei 750 µm (Rigi 2014) in **mm²**	Temporal	0,286
	Nasal	0,296
	Superior	0,221
	Inferior	0,281
Trabecular-iris circumference volume (TICV) bei 500 µm (Rigi 2014)		4,751 µL
Trabecular-iris circumference volume (TICV) bei 750 µm (Rigi 2014)		8,896 µL
Abnahme von TICV bei 500 µm (Rigi 2014) pro **Dekade**		−0,37 µL
Häufigkeit von Embryotoxon posterior (Rennie 2005)		6,8%
Histologische Anteile des Trabekelmaschenwerks	– Uvealer – Korneoskleraler – Subendothelialer	3
Anzahl der Zellen im Trabekelmaschenwerk (Gabelt 2005)	20–Jährige	1,2 Millionen
Jährliche Abnahme der Zellen im Trabekelmaschenwerk (Gabelt 2005)		Ca. 12.000
Offene Räume im Trabekelwerk (Schlötzer-Schrehardt 1995)		27,20 ± 4,22%
Zellularität im Trabekelwerk, Nuklei/1000 µm² Fläche (Schlötzer-Schrehardt 1995)		2,87 ± 0,62%
Melaningranula im Trabekelwerk (Schlötzer-Schrehardt 1995)		0,21 ± 0,14%

▫ Tab. 15.1 Fortsetzung

Offene Räume im Juxtakanalikulären Gewebe (Schlötzer-Schrehardt 1995)		33,35 ± 8,11%
Zellularität im Juxtakanlikulären Gewebe (Schlötzer-Schrehardt 1995)		27,31 ± 4,0%
Dicke des Juxtakanalikulären Gewebes (Schlötzer-Schrehardt 1995)		7,62 ± 1,59%
Melaningranula im juxtakanalikulären Gewebeabschnitt (Schlötzer-Schrehardt 1995)		0,16 ± 0,14%
Kammerwasserfluss durch Trabekelwerk (Moses 1979)		2,4 µl/Min
Anzahl der Sammelkanäle (Moses 1979)		30
Sammelkanal Druck (Johnson 1983)		9 mmHg
Breite des Kanals (Moses 1979)		300 µm
Unverformte Höhe des Kanals (Johnstone 1973)		25 µm
Anzahl von Poren im Schlemm-Kanal (Rohen 1989)		Ca. 20.000
Arten von Poren in der inneren Wand des Schlemm-Kanals (Ethier 1998)	– Parazellulär (Typ B) – Intrazellullär (Typ I)	2
Häufigkeit der Poren Typ B über Typ I (Ethier 1998)		3–4 Mal
Durchmesser der Poren (Ethier 1998) in µm	Typ B	1,64
	Typ I	0,97
Querschnittsfläche des Schlemm-Kanals (Kagemann 2014)		4064 ± 1308 µm^2
Uveoskleraler Abfluss (Toris 1999) in µl/Min	20 – 30 Jahre	1,52 ± 0,81
	≥ 60 Jahre	1,10 ± 0,81
Proportionales Verhältnis von uveoskleralem zum gesamten Kammerwasserabfluss (Alm 2009)		12–54%

Ziliarkörper, Ora serrata

◨ Tab. 16.1

© Springer-Verlag GmbH Deutschland 2017
A. Bergua, *Das menschliche Auge in Zahlen*,
DOI 10.1007/978-3-662-47284-2_16

Zusammenfassung

Der Ziliarkörper kann in zwei Zonen unterteilt werden, eine anteriore, die Pars plicata oder Corona ciliaris, und eine posteriore: die Pars plana. Die Pars plicata besteht aus circa 70 Ziliarfortsätzen. Durch die Produktion von Kammerwasser wird der intraokulare Druck aufrechterhalten und gewährleistet die konstante Form des Auges. Es ist der wichtigste Anteil der Blut-Kammerwasser-Schranke. Der Musculus ciliaris ermöglicht die Akkommodation der Linse. Der Ziliarkörper produziert außerdem die Zonulafasern sowie Kollagen für den Glaskörper.

▢ Tab. 16.1 Ziliarkörper, Pars plana, Ora serrata

Zahl der Ziliarfortsätze (Rohen 1977)		70–80
Länge eines Ziliarfortsatzes (Rohen 1977)		2 mm
Dicke eines Ziliarfortsatzes (Rohen 1977)		0,5 mm
Höhe eines Ziliarfortsatzes (Rohen 1977)		0,8–1,0 mm
Schichten des Ziliarkörpers	– Supraziliar – M. ciliaris – Stroma – Epitheliale Schichten	4
Richtungen der Muskelfasern des Musculus ciliaris	– Äußere Meridionalfasern, Fibrae meriodionales (Brücke–Muskel) – Zirkuläre Fasern, Fibrae circulares (Müller–Muskel) – Radiäre Fasern	3
Länge der Pars plana (Rohen 1977)		3,5–4,0 mm
Fläche der Pars plana (Bron 1997) in **mm²**		245
Länge der Pars plicata (Rohen 1977)		2,0 mm
Breite der Pars plana (Bonomo 1989)	Fötus 24–40 Wochen	1,17 mm
Abstand Ora serrata zum Skeralsporn (Rohen 1977) in **mm**	Temporal	7,5–8,0
	Nasal	6,5–7,0
Abstand des sklerokornealen Limbus zur Ora serrata beim Fötus (Bonomo 1989) in **mm**	Temporal	3,33 ± 0,35
	Nasal	3,22 ± 0,30
	Superior	3,23 ± 0,36
	Inferior	3,27 ± 0,37

◘ Tab. 16.1 Fortsetzung

Höhe des nicht-pigmentierten Epithels (Rohen 1977) in µm	Pars plicata	10–15
	Pars plana	20–30
Höhe des pigmentierten Epithels (Rohen 1977)		8–15 µm
Abstand des Ziliarkörpers zum Limbus (horizontale Ebene) (Rohen 1977)		1,5 mm
Dicke des Ziliarköpers, 1 mm posterior des Skleralsporns (He 2015) in **mm**	Kaukasier	0,713 ± 0,103
	Chinese	0,651 ± 0,732
Abstand zwischen Trabekulum und Processus ciliaris (He 2015) in **mm**	Kaukasier	0,940 ± 0,236
	Chinese	0,834 ± 0,234
Winkel zwischen Skleralsporn-Kornealendothelium und superiorer Oberfläche des Processus ciliaris (He 2015) in **Grad**	Kaukasier	85,0 ± 21,5
	Chinese	75,1 ± 17,9
Vitamin-E-Konzentration im Ziliarkörper (Alvarez 1987)		0,4 mg/100 g
Karotenoidkonzentration im Ziliarkörper (Ahmed 2005) in **ng/Frischgewebe**	Lutein	10,9
	Zeaxanthin	2,8
	Meso-Zeaxanthin	0,6
	3'-Epilutein	1,5
Ora serrata, Abstand zum Limbus		8,5 mm
Ora serrata, Dicke (Bron 1997) in µm		3–18
Anzahl der Zähne der Ora Serrata	(Salzmann 1912)	Ca. 48
	(Straatsma 1968)	Ca. 16
	(Tasman 2009)	20–30

Glaskörper

◻ Tab. 17.1

© Springer-Verlag GmbH Deutschland 2017
A. Bergua, *Das menschliche Auge in Zahlen*,
DOI 10.1007/978-3-662-47284-2_17

Zusammenfassung

Der Glaskörperraum ist der größte Raum des Auges. Nach vorne hat die Glaskörperflüssigkeit Kontakt mit der hinteren Linsenkapsel (über die Fossa hyaloidea) sowie der Ziliarzonula und dem Ziliarkörper, nach hinten mit der Papilla nervi optici und der Netzhaut. Der Glaskörper ist transparent und hat eine viskolelastische, gelartige Struktur.

◘ Tab. 17.1 Glaskörper

			Männer	Frauen
Volumen	Erwachsener	4,4 ml		
Sagitaler Durchmesser		16,3 mm		
Anteroposteriore Länge (Sebag 1985) in **mm**	Neugeborenes	10,5		
	13. Lebensjahr	16,1		
	Erwachsener (emmetropes Auge)	16,5		
Anteroposteriore Länge (Larsen 1971) in **mm**				
	Neugeborenes		10,48	10,22
	13. Lebensjahr		16,09	15,59
Wiegert-Ligament (Hyaloideokapsular) (Sebag 1992) in **mm**	Breite	1–2		
	Durchmesser	8–9		
Gewicht (Rohen 1977)		4 g		
pH (Rohen 1977)		7,5		
Brechungsindex (Rohen 1977)		1,334		
Schallgeschwindigkeit (Jansson 1962)		1532 m/s		
UV-Absorption Licht (Johnson 2004) in **%**	320 nm Wellenlänge	1		
	340 nm Wellenlänge	1		
	360 nm Wellenlänge	2		
Wassergehalt (Gloor 1987)		98–99,7%		
Makromoleküle		0,1%		
Lösliche Proteine (Bermann 1964) in **mg/ml**	13.-50. Lebensjahr	0,5–0,6		
	50.-80. Lebensjahr	0,7–0,9		
	> 80. Lebensjahr	1,0		
Beginn der physiologischen Verflüssigung des Glaskörpers (Balazs 1982)		4. Lebensjahr		

□ **Tab. 17.1**	Fortsetzung	
Verflüssigung des Glaskörpers im Alter (Balazs 1982) **in % des Wassers im Glaskörperraum**	14.-18. Lebensjahr	20
	80.-90. Lebensjahr	50
Arten von Zellen im Glaskörper (Ponsioen 2010)		2
	Hyalozyten	90%
	Fibroblasten	10%
Anzahl von Hyalozyten (Balazs 1960)		20–40 Zellen/mm^2
Durchmesser der Hyalozyten (Bloom 1965)		10–15 µm
Abstand der Hyalozyten zur inneren Grenzmembran (Balazs 1964)		30 µm
Elektrolyten Mmol/Kg H$_2$O	Na^+	134
	K^+	9,5
	Ca^{2+}	5,4
	Mg^{2+}	2,3
	Cl^-	105
	$PO_4{}^{3-}$	2
Organische Stoffe in **Mmol/Kg H$_2$O**	Ascorbate	0,46
	Glukose	3,0
	Laktate	12,0
Ascorbinsäure bei Erwachsenen bei (Takano 1997) **in µg/ml**	Proliferativer diabetischer Retinopathie	120,9 ± 36,3
	Proliferativer Vitreoretinopathie	129,8 ± 36,6
	Makulaforamen	311,5 ± 126,7
	Idiopathischer epiretinaler Gliose	446,9 ± 154,2
	Terson Syndrom	406,0 ± 22,0
Ascorbinsäure im fetalen Stadium (Sen 1983) **in mg per 100 gm**	10 Wochen	0,32
	24 Wochen	2

◘ Tab. 17.1 Fortsetzung

Kreatinin		0,6–1,3 mg/dL
Na⁺/ K⁺ Ratio (Singh 2005)		13,50 ± 5,27
Kollagenkonzentration (Balazs 1984)		300 µg/ml
	Typ-II-Kollagen (Bishop 1994)	60–75%
	Typ-IX-Kollagen (Bos 2001)	25%
	Typ-V/XI (Bos 2001)	10–25%
Durchmesser der Kollagenfibrillen (Lund-Andersen 2013)		10–20 nm
Mucopolysaccharide (Balazs 1960)		240 µm/ml
Hyaluronsäurekonzentration (Laurent 1983)		140–338 µg/ml
Volumen der Hyaluronsäure (Balazs 1972) in cm³/g	Nicht-hydriert	0,66
	Hydriert	2000–3000
Spezifisches Gewicht (Rohen 1977)		1,0053–1,0089
Glaskörper Kortex, Dicke (Balazs 1961)		100–110 µm
Innere Grenzmembran (ILM), Dicke (Foos 1972) in µm	Fovea	0,01–0,02
	Papillenrand	0,045
	Hinterer Pol	2,5 (0,5–3,2)
	Äquator	0,5
	Glaskörperbasis	0,05
Anzahl von Schichten der ILM	– Lamina reticularis – Lamina densa – Lamina lucida	3
Temperatur des Glaskörpers (Iguchi 2014) in °C	Vor Vitrektomie	33,0 ± 1,3
	Nach „core" Vitrektomie	30,7 ± 1,7
	Nach Membrane peeling	32,9 ± 1,3
	Nach peripherer Vitrektomie	29,2 ± 1,4

◘ Tab. 17.1 Fortsetzung

Glaskörper pO$_2$ in mmHg	Durchschnitt (Muir 2013)	16,7 ± 6,5
	Posterior zur Linse (Holekamp 2005)	7
	Präretinal (Beebe 2014)	22

Choroidea

◘ Tab. 18.1

© Springer-Verlag GmbH Deutschland 2017
A. Bergua, *Das menschliche Auge in Zahlen*,
DOI 10.1007/978-3-662-47284-2_18

Zusammenfassung

Positioniert zwischen der Sklera von außen und der Retina von innen, weist die Choroidea oder Aderhaut eine reichlich vaskularisierte Binnenstruktur auf. Die Choroidea besteht aus lockerem Bindegewebe und enthält ein dichtes Gefäßsystem, das aus der Arteria ophthalmica entstanden ist. Ihre Funktion besteht in der Ernährung der äußeren Schichten der Retina. Auch eine thermoregulatorische Funktion wird der Choroidea zugeschrieben. Durch die Aderhaut verlaufen andere Blutgefäße, welche z. B. die Papilla nervi optici, die Iris oder den Ziliarkörper versorgen. Da die Choroidea durch ihren hohen Melaningehalt, welcher in den Melanozyten enthalten ist, stark pigmentiert ist, wird das Licht absorbiert, um unerwünschte Reflexe zu vermeiden. Intrinsische Neuronen sowie Immunsystemzellen (Plasmazellen, Lymphozyten, Makrophagen oder dendritische Zellen) befinden sich in der Choroidea.

◘ Tab. 18.1 Choroidea

Dicke (Hogan, 1971) in **µm**	An der Papilla nervi optici	200–350	
	An der Macula	220–300	
	An der Ora Serrata	100–150	
Dicke, zirkadiane Werte (Pollithy 2015)		*Uhrzeit*	*µm*
	geringste mittlere Aderhaut (Dicke um)	13:30	265,8 ± 84,7
	höchste mittlere Aderhaut (Dicke um)	22:30	273,8 ± 89,0
Mittlere Werte der zirkadianen Aderhautänderungen (Pollithy 2015)		*In µm*	*In Prozent*
	7:30–10:30 Uhr	0,2 ± 16,9	5,0 ± 4,0
	7:30–13:30 Uhr	−5,9 ± 15,0	4,0 ± 3,4
	7:30–16:30 Uhr	−1,9 ± 13,9	4,3 ± 3,3
	7:30–19:30 Uhr	−0,2 ± 15,3	4,7 ± 4,1
	7:30–22:30 Uhr	2,0 ± 13,0	3,4 ± 3,3
Choroideadicke gemessen mit Heidelberg Spectral-OCT (Manjunath 2010) in **µm**	3,0 mm temporal der Fovea	261	
	2,5 mm temporal der Fovea	266	
	2,0 mm temporal der Fovea	268	
	1,5 mm temporal der Fovea	268	

◘ Tab. 18.1 Fortsetzung

	1,0 mm temporal der Fovea	273
	0,5 mm temporal der Fovea	277
	Fovea	287
	0,5 mm nasal der Fovea	276
	1,0 mm nasal der Fovea	253
	1,5 mm nasal der Fovea	232
	2,0 mm nasal der Fovea	203
	2,5 mm nasal der Fovea	170
	3,0 mm nasal der Fovea	145
Subfoveolare Aderhautdicke (Kara 2014) in **µm**	Bei schwangeren Frauen	$337{,}2 \pm 62{,}4$ (197–436)
	Kontrollgruppe	$371{,}1 \pm 61{,}8$ (223–517)
Fläche (Bron 1997)		1180 mm^2
Volumen (Bron 1997)		100 µl
Durchmesser der Choricapillarisgefäße (Rohen 1977)		8–20 µm
Durchmesser der (Rohen 1977) in **µm**	Größeren Arteriolen	50–100
	Venolen	10–40
	Venen	20–100
Abstand der Kapillarmasche (Rohen 1977) in **µm**	Im Makulabereich	3–18
	Im Äquatorbereich	6–36
Dicke der Bruch-Membran (Rohen 1977)		1–3 µm

▣ Tab. 18.1 Fortsetzung

Dicke der Sattler-Schicht (Esmaeelpour 2014)		102 ± 58 µm (14–220)
Dicke der Haller-Schicht (Esmaeelpour 2014)		173 ± 38 µm (63–228)
Anzahl der Schichten der Bruch-Membran (Hogan 1971)		**5**
		Dicke in %
	Basalmembran des Pigmentepithels	9
	Innere Kollagenfaserschicht	44
	Elastische Schicht	23
	Äußere Kollagenfaserschicht	20
	Basalmembrane der Choriocapillaris	4
Anzahl der histologischen Schichten der Choroidea		**4**
	Suprachoroidea (Haller-Schicht)	10–35 µm dick
	Vascular (Sattler-Schicht)	
	Choriocapillaris	10–30 µm dick
	Bruch-Membran	2–4 µm dick
Fläche Suprachoroidea (Hogan 1971)		$16\ mm^2$
Anzahl der ziliaren Arterien	Aa. ciliares posterior longae	2
	Aa. ciliares posterior breves	15–20
	Aa. ciliares anteriores	7
Anzahl der Vortexvenen/Vv. vorticosae		4–6
Hydraulische Leitfähigkeit der Bruch-Membran (Starita 1996)	Augen unter 40 Jahren	130,6–0,52 $ms^{-1}\ Pa^{-1} \times 10^{10}$

◘ Tab. 18.1 Fortsetzung

		Mittelwert ± SD
Elastizitätsmodul der Choroidea (Friberg 1988)	Anterior	$2{,}2 \pm 1{,}5 \cdot 10^5$ Nm^{-2}
	Posterior	$7{,}5 \pm 7{,}0 \cdot 10^5$ Nm^{-2}
Anzahl der intrinsischen choroidalen Ganglienzellen	(Bergua 1993)	300–400 (NADPH-D)
	(Flügel 1994)	1661–2579 (NADPH-D)
	(Triviño 2002)	1300–1500 (Neurofilamente)
	(May 2004)	2022 ± 944 (NADPH-D)
Prozent der Melanozyten mit Melanosomen (Hogan 1971)		70
Zusammensetzung der Phospholipide (Gülcan 1993)	Makula Region	
	Phosphatidyl Cholin	$26{,}7 \pm 1{,}1$
	Phospholipide	$58{,}6 \pm 1{,}1$
	Phosphatidyl Inositol	$7{,}5 \pm 0{,}6$
	Phosphatidyl Serin	$8{,}1 \pm 0{,}5$
	Peripherie	
	Phosphatidyl Cholin	$24{,}7 \pm 0{,}8$
	Phospholipide	$59{,}2 \pm 0{,}8$
	Phosphatidyl Inositol	$8{,}2 \pm 0{,}5$
	Phosphatidyl Serin	$8{,}1 \pm 0{,}5$
Karotenoidkonzentration (Ahmed 2005) in **ng/Frischgewebe**	Lutein	10,3
	Zeaxanthin	2,0
	Meso-Zeaxanthin	0,7
	3'-Epilutein	3,7

Retina

◻ Tab. 19.1

© Springer-Verlag GmbH Deutschland 2017
A. Bergua, *Das menschliche Auge in Zahlen*,
DOI 10.1007/978-3-662-47284-2_19

Zusammenfassung

Die Retina ist der sensorische Anteil des Auges und die innerste der drei Schichten, die das Auge bilden. Die Netzhaut wandelt die optische Information der Bilder aus der Außenwelt in neurale Impulse um, welche das Gehirn verarbeitet, um die visuelle Wahrnehmung gewährleisten zu können. Man unterscheidet verschiedene topographische Regionen in der Retina: die Area centralis (zwischen den oberen und unteren temporalen Arterien), die Macula lutea (eine stark durch Lutein und Zeaxanthin pigmentierte Struktur), die avaskuläre Fovea centralis (die Zapfen erreichen hier die maximale Dichte), die periphere Retina, welche in Kontakt mit der Ora serrata steht und überwiegend mit Stäbchen besiedelt ist, sowie die Ora serrata (Übergangszone zum nicht pigmentierten Epithel der Pars plana).

19.1 Retina Allgemein

◘ Tab. 19.1 Retina Allgemein

Anzahl der Schichten (Polyak 1941)	– Retinales Pigmentepithel (RPE) – Außensegment (OS) der Photorezeptoren – Innensegment (IS) der Photorezeptoren – Membrana limitans externa (ELM) – Äußere Körnerschicht (ONL) – Äußere plexiforme Schicht (OPL) – Innere Körnerschicht (INL) – Innere plexiforme Schicht (IPL) – Ganglienzellenschicht (GCL) – Nervenfaserschicht (NFL) – Membrana limitans interna (ILM)	11
Dicke der Netzhaut (Rohen 1977) **in mm**	An der Fovea centralis	0,10
	Parafoveolar	0,23
	An der Papille	0,56
	Am Äquator	0,18
	Oranahe	0,12
Maße der Retina (von Ora bis Ora serrata, horizontaler Meridian)		32 mm
Fläche der Retina (Scammon 1950) **in mm²**	Kind	590
	Erwachsener	1206
Volumen der Retina		27,5 mm³

◼ Tab. 19.1 Fortsetzung

Arteria centralis retinae, Anzahl der Äste	– A. centralis retinae temporal superior – A. centralis retinae temporal inferior – A. centralis retinae nasal superior – A. centralis retinae nasal inferior	**4**
Cilioretinale Arterie, Häufigkeit (Justice 1976) in %	Mindestens in einem Auge	32,1
	Bilateral	14,6
Arteria centralis retinae, Mitteldruck		45–75 mmHg
A. centralis retinae, Durchmesser (Dorner 2002) in µm		163 ± 17
A. centralis retinae, Blutflussgeschwindigkeit (Dorner 2002)		6,3 ± 1,2 cm/s
Konzentration von Elementen in µg/g Trockengewicht	Eisen (Eckhert 1983)	117,63 ± 14,58
	Zink (Eckhert 1983)	3,8 ± 0,9
	Kupfer (Eckhert 1983)	6 ± 1
Anzahl von Photorezeptoren in Millionen	Gesamt	132
	Stäbchen	125
	Zapfen	7
Durchschnittliche Anzahl der Photorezptoren, die auf eine Ganglienzelle konvergieren		130
Nervenfasern im Nervus opticus pro Ganglienzelle		1
Arten von Gliazellen in der Netzhaut	– Müller-Zellen – Astrozyten – Mikroglia	**3**
Dauer der Helladaption der Retina nach vollständiger Dunkeladaption		15–60 s
Dauer der Dunkeladaption der Retina nach vollständiger Helladaption		30–45 Min
Arbeitsbereich der Photorezeptoren		10^{-7} bis 10^{6} cd
Abstand vom Limbus zur Ora serrata		6,5–7,5 mm
Abstand von der Ora serrata zum Äquator		6–8 mm

◘ Tab. 19.1 Fortsetzung

Retinale Sauerstoffsätti-gung (Jani 2014) in %	**Venös**	
	Durchschnitt	55,3 ± 7,1
	Inferotemporal	46,8 ± 8,4
	Superotemporal	56,7 ± 7,8
	Superonasal	59,0 ± 8,7
	Inferonasal	54,2 ± 8,8
	Arteriell	
	Durchschnitt	90,4 ± 4,3
	Inferotemporal	86,0 ± 7,6
	Superotemporal	88,8 ± 5,1
	Superonasal	93,4 ± 5,3
	Inferonasal	92,2 ± 6,2
Volumetrischer Blutfluss in der Retina (Garcia 2002) in µl/Min	Mittelwert/gesamte Retina	64,9 ± 12,8
	Temporal	44,1 ± 4,5
	Nasal	20,8 ± 9,2
	Superior	30,6 ± 9,8
	Inferior	34,3 ± 8,0
Vitamin-A-Konzentration (Bridges 1982)		1,1 ± 0,5 nmol/Retina
Proportion von verestertem Vitamin A (Bridges 1982)		79,3 ± 11,9%
Vitamin-E-Konzentration (Alvarez 1987)		2,8 mg/100 g
Phospholipidzusammen-setzung (Gülcan 1993) in %	*Makularegion*	
	Phosphatidyl Cholin	38,5 ± 2,0
	Phospholipide	38,6 ± 1,9
	Phosphatidyl Inositol	10,3 ± 0,9
	Phosphatidyl Serin	13,5 ± 1,0
	Peripherie	
	Phosphatidyl Cholin	41,9 ± 1,5
	Phospholipide	38,0 ± 1,2
	Phosphatidyl Inositol	7,4 ± 0,6
	Phosphatidyl Serin	12,5 ± 1,0

◘ Tab. 19.1   Fortsetzung

Gesamte Karotenoidkonzentration in der peripheren Retina (Bone 1988)	0,05 ng/mm^2
Quotient von Lutein/Zeaxanthin in der peripheren Retina (Bone 1988)	2:1
Karotenoidkonzentration (Ahmed 2005) in **ng/Frischgewebe**	Lutein — 38,6
	Zeaxanthin — 16,0
	Meso-Zeaxanthin — 2,9
	3'-Epilutein — 3,8

19.2 Retinale Pigmentepithelzellen (RPE)

◘ Tab. 19.2

◘ Tab. 19.2   Retinale Pigmentepithelzellen (RPE)

Gesamtzahl der retinalen Pigmentepithelzellen (Rohen 1977)	4,2 – 6,1 Millionen		

Dichte der RPE-Zellen (Robb 1985)		*Temporal Peripherie*	*Makula*	*Nasal Peripherie*
	25. SSW	126 ± 8,4 Zellen/ 0,01 mm^2	24 ± 1,4 Zellen/ 0,01 mm^2	92 ± 3,5 Zellen/ 0,01 mm^2
	42. SSW	70 ± 2,1 Zellen/ 0,01 mm^2	43 ± 6,7 Zellen/ 0,01 mm^2	59 ± 2,8 Zellen/ 0,01 mm^2
	6 Monate nach Geburt	78 ± 1,5 Zellen/ 0,01 mm^2	54 ± 5,3 Zellen/ 0,01 mm^2	59 ± 2,5 Zellen/ 0,01 mm^2
	32 Monate nach Geburt	41 ± 1,6 Zellen/ 0,01 mm^2	53 ± 4,0 Zellen/ 0,01 mm^2	37 ± 3,2 Zellen/ 0,01 mm^2
	6 Jahre alt	47 ± 2,0 Zellen/ 0,01 mm^2	54 ± 3,3 Zellen/ 0,01 mm^2	38 ± 4,8 Zellen/ 0,01 mm^2

Anzahl von RPE-Zellen in der Fovea (Gao 1992) in **Zellen/mm^2**		
	2. Lebensjahr	7170 ± 1033
	4. Lebensjahr	8534 ± 1302
	6. Lebensjahr	7501 ± 145
	7. Lebensjahr	7294 ± 589

◘ Tab. 19.2 Fortsetzung

	8. Lebensjahr	7418 ± 248
	9. Lebensjahr	6798 ± 651
	Durchschnitt	7452 ± 661
Anzahl von RPE-Zellen in der äquatorialen Retina (Gao 1992) in **Zellen/mm²**	2. Lebensjahr	5490 ± 320
	4. Lebensjahr	4700 ± 940
	6. Lebensjahr	4750 ± 730
	7. Lebensjahr	4650 ± 530
	8. Lebensjahr	4155 ± 1040
	9. Lebensjahr	4510 ± 460
	Durchschnitt	4710 ± 670
Höhe der RPE-Zellen (Rohen 1977) in **μm**		9–12
Breite der RPE-Zellen (Rohen 1977) in **μm**	Zentrale Retina	10–14
	Periphere Retina	60
Transportgeschwindigkeit des Wassers aus dem subretinalen Raum durch die RPE		$1{,}4$ bis $11\ \mu l \cdot cm^2 \cdot h^1$
Vitamin-A-Konzentration		$7{,}9 \pm 4{,}5$ nmol/Auge
Vitamin-E-Konzentration (Alvarez 1987)		$3{,}3$ mg/100 g
Proportion von verestertem Vitamin A (Bridges 1982)		$98{,}3\% \pm 2{,}6\%$
Phospholipdzusammensetzung (Gülcan 1993) in **%**	*Makularegion*	
	Phosphatidyl Cholin	$19{,}1 \pm 2{,}5$
	Phospholipide	$67{,}5 \pm 2{,}5$
	Phosphatidyl Inositol	$9{,}3 \pm 0{,}9$
	Phosphatidyl Serin	$4{,}1 \pm 0{,}7$

■ **Tab. 19.2** Fortsetzung		
	Peripherie	
	Phosphatidyl Cholin	21,0 ± 2,1
	Phospholipide	67,4 ± 2,3
	Phosphatidyl Inositol	8,3 ± 0,6
	Phosphatidyl Serin	3,3 ± 0,8
Maße der Melanosomen (Pigmentgranula) des RPE (Hogan 1971) in µm	Durchmesser	1
	Länge	2–3

19.3 Photorezeptoren der Retina

19.3.1 Stäbchen

■ Tab. 19.3

■ **Tab. 19.3** Stäbchen	
Stäbchen in der Retina (Curcio 1990a) **Gesamtzahl**	$92 \cdot 10^6$ (77,9-107,3 $\cdot 10^6$)
Dichte der Stäbchen in der Retina (Curcio 1990a) **Mittelwert**	94.850 ± 14.840 Stäbchen /mm²
Horizontaler Durchmesser der Stäbchenfreien Zone (Curcio 1990a)	250–350 mm (1,25 Grad)
Anzahl der Stäbchen in einem Bereich ca. 400 µm Abstand vom Zentrum der Fovea (Curcio 1990a) in **Zellen/mm²**	25.000
Anzahl der Stäbchen in einem Bereich ca. 1500 µm Abstand vom Zentrum der Fovea (Curcio 1990a) in **Zellen/mm²**	110.000–115.000

▣ Tab. 19.3   Fortsetzung

Anzahl der Stäbchen in einem Bereich ca. 4-6 mm (20°–30° Exzentrizität) Abstand vom Zentrum der Fovea (Curcio 1990a) in **Zellen/mm²**		160.000–190.000
Höchste Anzahl von Stäbchen in der Retina (Curcio 1990a) **Abstand vom Zentrum**	Temporal	18°
	Nasal	23°
Stäbchendichte im Alter, äquatoriale Retina **(12 mm Abstand von der** Fovea) (Gao 1992) in **Zellen/mm²**	17–22 Jahre	131.500
	38–44 Jahre	112.100
Anzahl von Stäbchen pro RPE-Zelle, in der äquatorialen Retina nach Alter (Gao 1992)	2. Dekade	25,35
	4. Dekade	21,38
	6. Dekade	21,70
	7. Dekade	22,01
	8. Dekade	22,15
	9. Dekade	20,21
	Durchschnitt	22,13
Breite eines Stäbchens (Kunsch 2005)		1–5 µm
Länge eines Stäbchens (Kunsch 2005)		50 µm
Anzahl der scheibenförmigen Bläschen pro Stäbchen (Kunsch 2005)		600–2000
Anzahl der Rhodopsinmoleküle pro Bläschen (Kunsch 2005)		20.000–800.000
Kumulatives Empfindlichkeitsmaximum aller Sehpigmente der Stäbchen (Kunsch 2005)		550 nm
Spitzensensitivität der Stäbchen bei		498 nm
Mindestzahl von Photonen, die zur Erregung eines Stäbchens nötig sind (Kunsch 2005)		5
Mindestzahl von Stäbchen, die für eine Lichtsensation stimuliert werden müssen		10–15
Stäbchen sind nicht mehr sensitiv für langwellige Reize ab		≥640 nm
Stäbchen sind empfindlicher als Zapfen für ein einziges Photon		100 Mal

19.3.2 Zapfen

◧ Tab. 19.4

◧ **Tab. 19.4** Zapfen			
Zapfen in der Retina (Curcio 1990a) **Gesamtzahl**		$4{,}6 \cdot 10^6$ $(4{,}08{-}5{,}29 \cdot 10^6)$	
Dichte der Zapfen in der Retina (Curcio 1990a) **Mittelwert**		4620 ± 560 Zapfen/mm^2	
Maße der Zapfen (Yuodelis 1986) in µm	Breite	1,0–1,2	
	Länge	41–50	
Dichte der Zapfen in der Fovea (Curcio 1990a)		199.000 Zapfen/mm^2 (98.200–324.100 Zapfen/mm^2)	
Punkt der höchsten Dichte (Curcio 1990a)		0,032 deg^2	
Dichte der Zapfen nach Topographie in **Zellen/mm^2** (Curcio 1990a)	Foveola	199.000	
	Am Fovearand	20.000	
	Außerhalb der Fovea	5000	
Dichte von Zapfen in der Fovea nach Exzentrizität (Lombardo 2013) in **Zellen/mm^2**		*Rechtes Auge*	*Linkes Auge*
	250 µm nach temporal	57.706	56.671
	450 µm nach temporal	44.250	44.082
	650 µm nach temporal	35.120	34.462
	1100 µm nach temporal	17.234	17.484
	250 µm nach nasal	57.310	56.717
	450 µm nach nasal	44.001	44.608
	650 µm nach nasal	35.008	34.431
	1100 µm nach nasal	17.360	17.539
Interindividuelle Unterschiede in der Zapfendichte (Lombardo 2013)		10%–15%	
Intraindividuelle Unterschiede in der Zapfendichte (Lombardo 2013)		<8%	

Tab. 19.4 Fortsetzung

Abnahme in der Zapfendichte im Alter, 450 µm innerhalb der Fovea (Song 2011)		bis 25%
Anzahl von Zapfen in der Fovea (Durchschnitt) (Gao 1992) in **Zellen/mm²**	2. Dekade	161.047
	4. Dekade	195.378
	6. Dekade	218.583
	7. Dekade	205.637
	8. Dekade	171.192
	9. Dekade	127.800
	Durchschnitt	179.940
Anzahl von Zapfen in der Fovea (Intervall) (Gao 1992) in **Zellen/mm²**	2. Dekade	121.678–255.227
	4. Dekade	127.613–281.936
	6. Dekade	35.775–325.464
	7. Dekade	148.822–251.024
	8. Dekade	83.592–253.249
	9. Dekade	74.193–156.550
	Durchschnitt	74.193–325.464
Zapfendichte im Alter, äquatoriale Retina (12 mm Abstand von der Fovea) (Gao 1992) in **Zellen/mm²**	17–22 Jahre	4900
	38–44 Jahre	4570
Anzahl von Zapfen pro RPE-Zelle in der Fovea (Gao 1992)	2. Dekade	22,46
	4. Dekade	22,89
	6. Dekade	29,14
	7. Dekade	28,19
	8. Dekade	23,08
	9. Dekade	18,80
	Durchschnitt	24,09
Anzahl von Zapfen pro RPE-Zelle in der äquatorielle Retina nach Alter (Gao 1992)	2. Dekade	0,93
	4. Dekade	0,85
	6. Dekade	0,95
	7. Dekade	0,94

◘ Tab. 19.4 Fortsetzung

		Rechtes Auge	Linkes Auge
	8. Dekade	0,91	
	9. Dekade	0,78	
	Durchschnitt	0,89	
Abstand vom Zapfenzentrum zum Zapfenzentrum (Lombardo 2013) in µm	250 µm nach temporal	4,49	4,53
	450 µm nach temporal	5,13	5,13
	650 µm nach temporal	5,75	5,80
	1100 µm nach temporal	8,24	8,18
	250 µm nach nasal	4,50	4,53
	450 µm nach nasal	5,14	5,10
	650 µm nach nasal	5,76	5,81
	1100 µm nach nasal	8,23	8,18
Zapfenabstand in der Fovea centralis (Hirsch 1989)		2,53 ± 0,29 µm	
Leistungen des Farbsehens (Kunsch 2005)	Unterscheidbare Farbtöne	ca. 200	
	Wahrnehmbare Sättigungsstufen	20–25	
	Wahrnehmbare Helligkeitsstufen	ca. 500	
	Farbdifferenzierungsmöglichkeiten insgesamt	mehrere Millionen	
Arten von Zapfen in der Retina in %	„Rot"	64	
	„Grün"	32	
	„Blau"	2	

◘ Tab. 19.4 Fortsetzung

Absorptionsmaxima der drei Sehpigmente der Zapfen in nm	„Rot"	565
	„Grün"	535
	„Blau"	420
Kumulatives Empfindlichkeitsmaximum		510 nm
Flimmerverschmelzungsfrequenz		15–25

19.4 Horizontalzellen

◘ Tab. 19.5

◘ Tab. 19.5 Horizontalzellen

Arten von Horizontalzellen (Kolb 1992)	– HI-Zellen – HII-Zellen – HIII-Zellen	3

19.5 Bipolarzellen

◘ Tab. 19.6

◘ Tab. 19.6 Bipolarzellen

Anzahl von Bipolarzellen		$>10 \cdot 10^6$
Anzahl von Arten der Bipolarzellen (Kolb 1992)		9
Eine Stäbchen-Bipolarzellen ist verbunden mit wie vielen Stäbchen (Kolb 1992)	In der zentralen Retina	30–35
	In der peripheren Retina (12 mm Exzentrizität)	40–45
Dichte der Stäbchen-Bipolarzellen, mittlere Peripherie (3–5 mm Exzentrizität) (Aggarwal 2007) in Zellen/mm²	6 Jahre	6518
	35 Jahre	6667
	62 Jahre	5238
	91 Jahre	3839
Abnahme von Stäbchen-Bipolarzellen, mittlere Peripherie (3–5 mm Exzentrizität) (Aggarwal 2007)	Zwischen 4. und 7. Dekade	21%
	Zwischen 7. und 9. Dekade	27%

19.6 Amakrinzellen

◘ Tab. 19.7

◘ **Tab. 19.7** Amakrinzellen
Arten von Amakrinzellen (Kolb 1992)   24

19.7 Müller-Zellen

◘ Tab. 19.8

◘ **Tab. 19.8** Müller-Zellen (MZ)		
Gesamte Anzahl von Müller-Zellen (Reichenbach 2010)		$8{-}10 \cdot 10^6$
Area der Müller-Zellen in der Äußeren Körnerschicht (Nishikawa 2001) **in %**	Makula	$12{,}3 \pm 2{,}7$
	Posterior Pol	$22{,}1 \pm 4{,}5$
	Äquator	$23{,}6 \pm 1$
	Periphere Netzhaut	$26{,}7 \pm 4{,}5$
Ratio von retinalen Zellen/Müller-Zellen (Syrbe 2007)	Gesamte Zellen der Retina/MZ	8,73
	Photorezeptoren/MZ	2,28
	INL Neuronen/MZ	4,91
	Ganglienzellen/MZ	1,55

19.8 Retinale Ganglienzellen

◘ Tab. 19.9

◘ **Tab. 19.9** Retinale Ganglienzellen (RGZ)		
Gesamte Anzahl der retinalen Ganglienzellen		$1{,}2 \cdot 10^6$
Retinale Ganglienzelldichte (Curcio 1990b) **in Zellen/mm²**	Zentrale Retina (0,4–2,0 mm vom Fovealzentrum	32.000–38.000
Mehr Ganglienzellen in der nasalen als in der temporalen Netzhaut (Curcio 1990b) **in %**		41 (35–66)

◘ Tab. 19.9 Fortsetzung

Mehr Ganglienzellen in der superioren als in der inferioren Netzhaut (Curcio 1990b) in %		13,5
Retinale Ganglienzelldichte in der peripheren Retina (Curcio 1990b) in %	Nasal versus temporal	300
	Superior versus inferior	60
Anzahl von Ganglienzellen innerhalb 4,5 mm (16°) der Fovea centralis (Curcio 1990b) in %		50
Ganglienzelldichte im Alter, Fovea (Gao 1992) in **Zellen/mm²**	17–22 Jahre	34.000
	38–44 Jahre	28.500
Retinale Ganglienzelldichte im Alter, äquatoriale Retina (12 mm Abstand von der Fovea) (Gao 1992) in **Zellen/mm²**	17–22 Jahre	1030
	38–44 Jahre	840
Zapfen/Ganglionzellen-Quotient (Curcio 1990b)		2,9–7,5
Arten von retinalen Ganglienzellen (Kolb 1992)		18
% von (Fredericks1988)	Magnozelluläre RGZ	10
	Parvozelluläre RGZ	80
	Koniozelluläre RGZ (Wehner 2007)	10
Länge der Axone der retinalen Ganglienzellen		75 mm
Intrinsisch photosensitive retinale Ganglienzellen (ipRGCs) (Dacey 2005)		<1–2%
Arten von ipRGCs	– M1 – M2 – M3 – M4 – M5	5
Absorptionsmaximum der iPRGC (Berson 2007)		480 nm
Anzahl von verlagerten Amakrinzellen in der RGC-Schicht (Curcio 1990b) in **Zellen/mm²**	Fovea centralis	0
	Zwischen 2 und 6 mm Exzentrizität	1000–1200
	Bei 18 mm Exzentrizität	650
Proportion von verlagerten Amakrinzellen in der RGC-Schicht (Curcio 1990b) in (**% vom Total**)	1 mm Exzentrizität	3
	Ora Serrata	70

19.9 Lichtempfindlichkeit

◘ Tab. 19.10

◘ Tab. 19.10 Lichtempfindlichkeit

Maximum für Zapfen	555 nm (gelb/grün)
Maximum für Stäbchen	505 nm (grün)
Maximum der Helligkeitsempfindlichkeit (bei Tagessehen)	680 Lumen/Watt bei 555 nm

Macula lutea

◘ Tab. 20.1

© Springer-Verlag GmbH Deutschland 2017
A. Bergua, *Das menschliche Auge in Zahlen*,
DOI 10.1007/978-3-662-47284-2_20

Zusammenfassung

Als wichtigster Teil der Netzhaut ermöglicht die Macula lutea eine besonders hohe visuelle
Auflösung. Mit 3 mm Durchmesser, befindet sie sich 3 mm temporal der Papilla nervi optici.
Die gelbliche Färbung wird durch die antioxidativen Xanthophyll-Pigmente (Carotinoide)
Lutein und Zeaxanthin verursacht. Sie schützen die Photorezeptoren vor der UV-Strahlung. Im
Zentrum der Macula lutea befindet sich die Fovea centralis und noch zentraler die Foveola. Die
Fovea wird von der Parafovea sowie der peripherer liegenden Perifovea umgeben.

◘ Tab. 20.1 Macula lutea

Macula Durchmesser (Polyak 1941)		3 mm
Macula Position in **mm**	Temporal der Papille (Rand)	3,4
	Unterhalb der Papille (Mitte)	0,8
Fovea Durchmesser		1,85 mm (5° des Gesichtsfelds)
Fovea Dicke		0,25 mm
Vollständige Entwicklung der Fovea mit (Hendrickson 1984)		4 Jahre
Foveola Durchmesser		0,35 mm (1° des GF)
Foveolare Avaskuläre Zone (FAZ) (Shahlaee 2016)	*Oberflächliche FAZ*	
	Fläche	$0,27 \pm 0,101$ mm^2
	Perimeter	$2,21 \pm 0,451$ mm
	Max. horizontaler Durchmesser	$0,59 \pm 0,126$ mm
	Max. vertikaler Durchmesser	$0,56 \pm 0,118$ mm
	Tiefe FAZ	
	Fläche	$0,34 \pm 0,116$ mm^2
	Perimeter	$2,50 \pm 0,462$ mm
	Max. horizontaler Durchmesser	$0,69 \pm 0,123$ mm
	Max. vertikaler Durchmesser	$0,63 \pm 0,110$ mm
Makula Dicke bei Erwachsenen (Gupta 2013) in **µm**	Zentrum der Makula (1 mm Ring)	$250,38 \pm 20,58$
	Inneres Areal (3 mm Ring)	$319,33 \pm 14,40$
	Äußeres Areal (6 mm Ring)	$276,67 \pm 11,94$
	Durchschnitt gesamte Makula	$280,25 \pm 11,42$

◘ Tab. 20.1 Fortsetzung

Zentrale Makula Dicke bei Kindern (Bansal 2016)		$245 \pm 15{,}87$ µm
Volumen der Makula bei Erwachsenen (Gupta 2013)		$10{,}09 \pm 0{,}41$ mm^3
Quotient von Lutein/Zeaxanthin innerhalb 0,25 mm der Fovea (Bone 1988)		1:2,4
Gesamte Karotenoidkonzentration in der Fovea (Bone 1988)		13 ng/mm^2
Karotenoidkonzentration (Ahmed 2005) in **ng/Frischgewebe**	Lutein	14,8
	Zeaxanthin	9,4
	Meso-Zeaxanthin	3,2

Papilla nervi optici

◼ Tab. 21.1

© Springer-Verlag GmbH Deutschland 2017
A. Bergua, *Das menschliche Auge in Zahlen*,
DOI 10.1007/978-3-662-47284-2_21

Zusammenfassung

Die Papilla nervi optici stellt den sichtbaren intraokularen Teil des Nervus opticus dar. Hier konfluieren alle nicht myelinisierten Axonen der retinalen Ganglienzellen. Von dort aus gehen die Axonen (im Nervus opticus schon myelinisiert) Richtung Chiasma opticum. Da in der Papille keine Zapfen und Stäbchen vorhanden sind, ist keine Lichtwahrnehmung möglich, so dass die Papilla nervi optici physiologisch den „blinden Fleck" bildet. Die Papille hat eine interindividuell unterschiedliche Größe mit einer Exkavation in der Mitte und einem Rand. Die Arteria und Vena centralis retinae treten aus der Papille aus. Die Blutversorgung der Papille erfolgt über den Circulus arteriosus Zinnii.

◘ Tab. 21.1 Papilla nervi optici

		2 Jahre	6 Jahre
Papilla nervi optici bei Kindern (Mansour 1992) in **mm**	Vertikaler Durchmesser	0,22	1,94
	Horizontaler Durchmesser	0,22	1,79
	C/D-Quotient	0,18	0,20
	Papillare Fläche	0,59 mm²	2,74 mm²
	Neuroretinale Randfläche	0,58 mm²	2,54 mm²
Durchmesser der Papille bei Erwachsenen in **mm**	Horizontal	1,76 ± 0,31	
	Vertikal	1,92 ± 0,29	
Fläche der Papille (Jonas 2006) in **mm²**	Normal	2,90 ± 0,74	
	Makropapillen	≥ 4,09	
	Mikropapillen	≤ 1,29	
Exkavationsfläche (Budde 2000)		1,40 ± 0,57 mm²	
Papillendurchmesser in **mm**	Horizontal	0,83 ± 0,53	
	Vertikal	0,77 ± 0,55	
Gefäßdichte der Papille (Jia 2012)		74,2 ± 14,3%	
Mean-cup-to-disk-area-Quotient (Hafez 2003)		0,23 ± 0,1	
Neuroretinaler Randsaum, Volumen		0,3 mm³	
Neuroretinaler Randsaum, Fläche (Jonas 1988)		1,97 ± 0,50 mm²	
Abstand der Papille (Rohen 1977) in **mm**	Vom nasalen Limbus	27	
	Vom temporalen Limbus	31	

Tab. 21.1 Fortsetzung

Distanz Mitte der Papille bis Mitte der Makula (Rohen 1977)		4 mm
Peripapilläre choroidale Dicke (Gupta 2016) in **µm ± SD**	Durchschnittliche Dicke	135,59 ± 56,74
	Quadranten	
	Superior	150,04 ± 59,72
	Nasal	143,12 ± 58,46
	Inferior	110,71 ± 51,61
	Temporal	138.47 ± 68,65
	Uhrzeit	
	1	138,61 ± 77,01
	2	147,09 ± 70,88
	3	148,38 ± 65,03
	4	150,46 ± 62,21
	5	151,06 ± 59,39
	6	151,68 ± 61,06
	7	145,17 ± 61,97
	8	133,58 ± 58,49
	9	115,32 ± 53,67
	10	102,01 ± 51,07
	11	113,25 ± 57,11
	12	129,24 ± 68,31
Retinale Nervenfasser-dicke (Gupta 2016) in **µm ± SD**	Durchschnittliche Dicke	92,92 ± 11,41
	Uhrzeit	
	1	56,95 ± 11,08
	2	81,10 ± 16,00
	3	115,72 ± 23,97
	4	116,95 ± 26,79
	5	115,26 ± 24.91

Tab. 21.1 Fortsetzung

	6	81,07 ± 16,87
	7	57,38 ± 11,06
	8	67,01 ± 14,72
	9	113,61 ± 30,65
	10	127,30 ± 28,03
	11	115,00 ± 30,08
	12	67,53 ± 14,04
	Quadranten	
	Superior	116,05 ± 18,42
	Nasal	69,69 ± 11,28
	Inferior	118,60 ± 19,83
	Temporal	67,36 ± 11,36
Physiologischer Verlust von retinalen Ganglienzellen im Alter		0,3% pro Jahr
Anzahl von Poren in der Lamina cribrosa (Jonas 1991)	Durchschnitt	227 ± 36
	Intervall	168–292
Lamina cribrosa, Fläche (Jonas 1991) in **mm²**	Fläche, Durchschnitt	2,88 ± 0,84
	Fläche, Intervall	1,6–5,6
	Interindividuelle Fläche	1:3,5
	Durchmesser, Vertikaler	1,58 ± 0,21 mm
	Durchmesser, Horizontaler	1,54 ± 0,21 mm
Querschnitt der Poren der Lamina cribrosa (Jonas 1991) in **mm²**	Einzelne Porenfläche	0,004 ± 0,001
	Gesamte Porenfläche, Durchschnitt	0,92 ± 0,22
	Intervall der gesamten Porenfläche	0,60–1,54
Größe der Öffnung der Lamina cribrosa für die zentralen retinalen Gefäße (Jonas 1991) in **mm²**	Arterie, Durchschnitt Durchmesser	0,02 ± 0,01
	Vene, Durchschnitt Durchmesser	0,02 ± 0,02

◘ Tab. 21.1 Fortsetzung

Durchmesser der arteriellen Gefäße im **Papillengewebe** (Henkind 1969)		7–17 µm
Fläche der Papille mit Astrozytenprozessen (Balaratnasingam 2014) in %	Prälaminar	55
	In der Lamina cribrosa	63
	Post-laminar	40
Dichte der Nuclei der Astrozyten in der Papille (Balaratnasingam 2014) in **Zellen/mm²**	Prälaminar	ca. 1300
	In der Lamina cribrosa	ca. 1200
	Postlaminar	ca. 1000
Fläche der Papille mit Kapillaren (Balaratnasingam 2014) in %	Prälaminar	18
	In der Lamina cribrosa	17
	Post-laminar	8
Durchschnittliche Position der Öffnung in der Lamina cribosa (Jonas 1991) in **mm**	*der Arteria centralis retina*	
	Nasal zur medial-vertikalen Achse	0,15 ± 0,09
	Superior zur medial horizontaler Achse	0,02 ± 0,11
	der Vena centralis retinae	
	Nasal zur medial vertikalen Achse	0,07 ± 0,14
	Superior zur medial horizontalen Achse	0,046 ± 0,09
Zinn-Haller-Gefäßkranz (ZHGK), Durchmesser der Gefäße (Ko 1999)		123 µm (Intervall 20–230 µm)
Abstand von der ZHGK bis zum Papillenrand (Ko 1999)		403 µm

Nervus opticus, Chiasma opticum, Tractus opticus, Corpus geniculatum laterale, Radiatio optica

© Springer-Verlag GmbH Deutschland 2017
A. Bergua, *Das menschliche Auge in Zahlen*,
DOI 10.1007/978-3-662-47284-2_22

Zusammenfassung

Für die vollständige Übertragung der visuellen Information von der Retina zum opticum Gehirn benötigt man die Sehbahn, die in der Retina beginnt und über, dem Nervus opticus, Chiasma opticum, Tractus opticus, Corpus geniculatum laterale und Radiatio optica zum visuellen Cortex läuft. Der Nervus opticus ist die einzige Struktur des zentralen Nervensystem, der sich direkt klinisch visualisieren lässt. Er stellt die Ansammlung von Ganglienzellaxonen dar, die an der Papille konvergieren. Beide Nervi optici enden in dem Chiasma opticum, welches wiederum als posteroventralen Ursprung den Tractus opticus hat.

22.1   Nervus opticus

◙ Tab. 22.1

◙ **Tab. 22.1** Nervus opticus		
Nervus opticus Durchmesser (Rohen 1977) in **mm**	Intraorbitaler Abschnitt	3–4
	Intrakranialer Abschnitt	4–7
Länge (Rohen 1977) in **mm**	Gesamt	35–55
	Intraokulär	1
	Intraorbital	25
	Intrakanalikulär	4–20
	Intrakraniell	10
Anzahl der Gefäße, die an der Blutversorgung des intrakraniellen Teils des N. opticus beteiligt sind	– A. carotis interna – A. cerebri anterior – A. communicans anterior – A. ophthalmica	4
Anzahl der Axone im N. opticus (Jonas 1990)	Durchschnitt	1.159.000 ± 196.000
	Minimum	816.000
	Maximum	1.502.000
Anzahl der Axone im N. opticus	(Kuhnt 1879)	40.000
	(Krause 1880)	> 1.000.000
	(Arey 1935)	1.269.838
	(Oppel 1963)	1.186.172
	(Quigley 1982)	1.200.000
Verlust der Axone im N. opticus pro **Jahr** (Jonas 1990)		5426

◧ Tab. 22.1 Fortsetzung

Durchmesser der Axone des N. opticus (Jonas 1990)	Durchschnitt	$1{,}00 \pm 0{,}06$ µm
	Intervall	0,1–8,3 µm
Axoplasmatischer Fluss im N. opticus in mm/Tag	Retrograd	1–4
	Langsam orthograd	1–4
	Schnell orthograd	400
Eintritt der A. centralis retinae in den N. opticus hinter dem Auge		10 mm
Durchmesser der A. centralis retinae beim Eintritt in das Auge		170 µm

22.2 Chiasma opticum

◧ Tab. 22.2

◧ Tab. 22.2 Chiasma opticum

Chiasma, Maße in mm	Transversal	13 (10–20)
	Sagittal	8 (4–13)
	Höhe	3–5
Chiasma, Abstand zur Hypophyse		10 mm
Chiasma, Prozent der Kreuzung von Nervenfasern		50%

22.3 Tractus opticus

◧ Tab. 22.3

◧ Tab. 22.3 Tractus opticus

Tractus opticus, Länge	20–30 mm
Tractus opticus, Volumen (Kamali 2014)	$2{,}052 \pm 0{,}315$ ml

22.4   Corpus geniculatum laterale

■ Tab. 22.4

■ **Tab. 22.4** Corpus geniculatum laterale		
Anzahl der Schichten in dem Corpus geniculatum laterale (CGL) (Carpenter 1976)	**6**	
Volumen des CGL (Li 2012) in mm³	*Rechte Hemisphäre*	*Linke Hemisphäre*
Mittelwert	$86{,}212 \pm 11{,}096$	$76{,}478 \pm 14{,}310$
Intervall	66–105	52–102
Bilaterales Volumen des CGL (li 2012) in mm³	*Männer*	*Frauen*
Mittelwert	$163{,}1 \pm 18{,}2$	$162{,}2 \pm 21{,}4$

22.5   Radiatio optica

■ Tab. 22.5

■ **Tab. 22.5** Radiatio optica		
Radiatio optica, Länge (Ebeling 1988) in mm	98	
Radiatio optica, Volumen (Kamali 2014) in ml	*Rechts* $6{,}954 \pm 1{,}905$	*Links* $5{,}972 \pm 2{,}247$
Breite der Radiatio optica am Hinterhorn (Peltier 2006) in mm	17 (15–18)	
Abstand von der Spitze der vorderen Meyer-Schleife bis zur Spitze des Sulcus calcarinus (Peltier 2006) in mm	105 (95–114)	

Hypophyse

◼ Tab. 23.1

© Springer-Verlag GmbH Deutschland 2017
A. Bergua, *Das menschliche Auge in Zahlen*,
DOI 10.1007/978-3-662-47284-2_23

Zusammenfassung

Die Hypophyse spielt eine entscheidende Rolle bei der Kontrolle wichtiger physiologischer Funktionen wie der Regulation der Homöostase, der hormonellen Unterstützung der Reproduktion sowie der Steuerung anderer Drüsen. Lokalisiert in der Sella turcica in der mittleren Schädelgrube, steht die Hypophyse in wichtigen anatomischen Beziehungen zu den intrakraniellen Nerven, dem Hypothalamus, der Arteria carotis interna, dem Sinus cavernosus und dem Chiasma opticum.

◻ Tab. 23.1 Hypophyse

Maße (Elster 1993) **in mm**	Transversal	10–15	
	Antero-posterior	10	
	Vertikal	5–10	
Volumen in mm³	(DiChiro 1962)	594	
	(Renn 1975)	621	
	(Ouaknine 1987)	575	
	(Venieratos 2005)	835	
Volumenänderung im Alter (Takano 1999) **in mm³**		*Männer*	*Frauen*
	Gesamte Hypophyse		
	0 Jahre	132,6 ± 39,6	148,1 ± 36,9
	1–4 Jahre	212,7 ± 44,1	203,5 ± 53,5
	5–9 Jahre	309,9 ± 54,9	336,4 ± 113,9
	10–14 Jahre	423,7 ± 110,3	567,9 ± 126,9
	15–19 Jahre	586,2 ± 149,8	655,2 ± 99,3
	Hintere Hypophyse		
	0 Jahre	27,4 ± 7,7	39,9 ± 9,1
	1–4 Jahre	53,4 ± 22,6	49,1 ± 15,9
	5–9 Jahre	72,2 ± 17,7	61,4 ± 18,6
	10–14 Jahre	80,0 ± 18,3	74,8 ± 19,9
	15–19 Jahre	89,9 ± 22,6	76,3 ± 30,8
Gewicht (Amar 2003) **in mg**	Geburt	100	
	Erwachsener	400–900	
	Schwangere	≥1000	

◗ **Tab. 23.1** Fortsetzung		
Wachstum der Hypophyse in der Länge während der Schwangerschaft (Dinç 1998)		0,12 mm/Woche
Gewichtzunahme während der fetalen Entwicklung (Covell 1927) **in mg**	2 Monate	2
	3 Monate	5
	4 Monate	15
	5 Monate	26
	6 Monate	44
	7 Monate	57
	8 Monate	80
	9 Monate	95
Anteile der Lappen in %	Anterior oder Adenohypophyse	80
	Posterior oder Neurohypophyse	20
Teile der Adenohypophyse (Satogami 2010)	– Pars distalis – Pars intermedia – Pars tuberalis	3
Infundibulum (Satogami 2010) **in mm**	*Durchmesser an der Insertion der Hypophyse*	
	Anteroposterior	$2,32 \pm 0,39$
	Transversal	$2,16 \pm 0,37$
	Durchmesser am Chiasma opticum	
	Anteroposterior	$3,25 \pm 0,43$
	Transversal	$3,35 \pm 0,44$
	Länge des Stiels	$5,91 \pm 1,24$
	Tiefe des Recessus infundibularis	$4,69 \pm 10,87$
Anzahl der Arterien, die die Hypophyse mit Blut versorgen		4
	Arteriae hypophysiales inferiores	2
	Arteriae hypophysiales superiores	2

▣ Tab. 23.1 Fortsetzung

Zellenarten der Hypophyse in %	Somatotrope	50
	Laktotrope	10–25
	Kortikotrope	10–20
	Thyreotrope	10
	Gonadotrope	10

Liquor cerebrospinalis

◘ Tab. 24.1

© Springer-Verlag GmbH Deutschland 2017
A. Bergua, *Das menschliche Auge in Zahlen*,
DOI 10.1007/978-3-662-47284-2_24

Zusammenfassung

Der Liquor cerebrospinalis ist eine komplexe, klare, proteinarme Flüssigkeit, welche aus den Zellen, die den gut vaskularisierten Plexus choroideus und das Ventrikelependym auskleiden, durch Ultrafiltration des Blutes produziert wird. Die wichtigsten Funktionen des Liquor cerebrospinalis sind: 1) Mechanischer Dämpfer als Schutz für das Gehirn und das Rückenmark vor Traumata, 2) Steuerung der intrakraniellen Volumina, 3) Ausgleich von hydrostatischen Druckänderungen der Gefäße, 4) Ernährung der Zellen, die benetzt sind, 5) Metabolisation von Kataboliten aus dem zentralen Nervensystem.

◘ Tab. 24.1 Liquor cerebrospinalis

Gesamtes Liquorvolumen in **ml**	Erwachsene	150
	Neugeborene	40–60
	Kinder	60–100
	Adoleszente	80–120
Anatomische Verteilung des Liquorvolumens bei Erwachsenen (Sakka 2011) in **ml**	Seitenventrikeln	30
	III. und IV. Ventrikeln	10
	Kraniale subarachnoidale Räume und Zysternen	25
	Spinale subarachnoidale Räume	75
Zerebrospinalflüssigkeit, tägliche Produktion		500–700 ml
Liquorproduktionsrate bei Erwachsenen (Fishman 1992)		0,4 ml/min
Produktion von Liquor in **%**	Im Plexus choroideus	70
	Im Ependym	30
Erneuerung des Liquors pro **Tag** (Sakka 2011)	Junge Erwachsene	4 Mal
	70-Jährige	3 Mal
Maximaler Liquorfluss wird erreicht in Monaten nach der Geburt		4
Lumbaler Liquordruck (Sakka 2011) in **mmHg**	Erwachsene	5–15
	Kinder	3–4
Nötiger Druckgradient zwischen Subarachoidalraum und venösen Sinus für die Reabsorption von Liquor (Pollay 2010)		3–5 mmHg

☐ Tab. 24.1 Fortsetzung

Zerebrospinalflüssigkeit, Zusammensetzung	Gesamteiweiß	15–45 mg/dl
	IgG	<4 µg/l
	Glukose	0,48–5,86 mg/dl
	Laktatdehydrogenase	40–85 mg/dl
	Adenosin-Desaminasa (ADA)	<2,0–7,2 U/ml
	Kreatininkinase	(1/10 der Serumkonzentration)
	Laktat	0,4 U/l
	Chlorid	<5U/l
	Glutamin	<35 mg/dl
	Kreatinin	110–125 mEq/l
	Eisen	6–15 mg/dl
	Zink	0,6–1,2 mg/dl
Proteinentstehung im Liquor in %	Aus dem Plasma	80
	Intrinsische intrathekale Synthese	20
Proteinproduktion im Liquor in g/l	Ventrikel	0,050–0,150
	Zisterne	0,150–0,250
	Lumbal	0,150–0,450
Elektrolyte im Liquor in **mmol/l**	Natrium	137–145
	Kalium	2,7–3,9
	Calcium	1,0–1,5
	Magnesium	1,0–1,2
	Chlorid	116–122

◘ Tab. 24.1 Fortsetzung

Liquor, Vitamine	Ascorbinsäure	232 µM/L
	Folat	472 µM/L
	Tiamin	0,36 µM/L
	Nicotinamid	0,70 µM/L
	Piridoxin	0,39 µM/L
	Alfa-Tocopherol	26 nM/L
Proteine im Liquor nach Alter	6 Monate – 13 Jahre	7–28 mg/100 ml
	17–50 Jahre	20–45 mg/100 ml
	> 60 Jahre	40–65 mg/100 ml
Gesamte Proteine nach anatomischer Lokalisation in mg/dl	Ventrikel	5–15
	Zysterne	15–25
	Lumbal	23–38
Proteine in %	Prealbumin	2–7
	Albumin	56–76
	α1-Globulin	2–7
	α2-Globulin	4–12
	β-Globulin	8–18
	γ-Globulin	3–12
Proteinkonzentration Liquor/Plasma-Quotient		1:200
Spezifisches Gewicht		1,006–1,009
Osmolarität		292–297 mOsm/L
pH	Lumbal	7,28–7,32
	Zysterne	7,32–7,34
CO_2	Konzentration	20–24 mmol/L
	PCO_2	45–49 mmHg
Ammoniak		15–47 mol/L

◘ Tab. 24.1 Fortsetzung

Zellen im Liquor in %		Neuge-borene	Erwach-sene
	Lymphozyten	62 ± 34	20 ± 18
	Monozyten	36 ± 20	72 ± 22
	Neutrophylen	2 ± 5	3 ± 5
	Hystiozyten	0	5 ± 4
Leukozyten im Liquor /μL	*Erwachsene*		
	lumbal	0–4	
	subokzipital	0–3	
	ventrikulär	0–1	
	Frühgeborene lumbal	0–15	
	Neugeborene lumbal	0–10	
	3 Monate -15 Jahre lumbal	0–5	
Erythrozyten in Liquor /μl		0	
L-Laktatkonzentration (Kleine 1979) in **mg/dl**	0–15 Jahre	9,9–16,2	
	16–50 Jahre	13,5–18,9	
	> 50 Jahre	15,3–23,4	
Glukosekonzentration		50–80 mg/100 ml	
Quotient von Leukozyten zu Monozyten		7:3	

Ganglion ciliare, Ganglion cervicale susperius, Ganglion pterygopalatinum

◘ Tab. 25.1, ◘ Tab. 25.2, ◘ Tab. 25.3

© Springer-Verlag GmbH Deutschland 2017
A. Bergua, *Das menschliche Auge in Zahlen*,
DOI 10.1007/978-3-662-47284-2_25

Zusammenfassung

Die intraokulären, aber auch die extraokulären Strukturen verfügen über eine präzise und dichte autonome Innervation, sowohl parasympathisch als auch sympathisch, die über die verschiedenen Ganglien gesteuert wird. Das Ganglion ciliare befindet sich retrobulbär. Über parasympathische Fasern aus dem Edinger-Westphal Nucleus werden die Bewegungen der Pupille über den Musculus sphincter und die Akkommodation über den Musculus ciliaris gesteuert. Das Ganglion cervicale superius ist sympathischer Natur und reguliert über den Plexus caroticus internus z.B. die Pupillenerweiterung über den Musculus dilatator pupillae. Es ziehen zudem auch Fasern zum M. tarsalis superior. Das Ganglion befindet sich auf Höhe von C2 bis C4. Das Ganglion pterygopalatinum befindet sich an der Schädelbasis, in der Fossa pterygopalatina. Seine parasympathischen postganglionären Fasern - via Nervus zygomaticus und Nervus lacrimalis - innervieren die Glandula lacrimalis.

◘ Tab. 25.1 Ganglion ciliare

Maße Ganglion ciliare (Perez 1986) in **mm**	Anteroposteriorer Durchmesser	2
	Vertikal	1
	Dicke	0,5–1
	Abstand zum N. opticus	3
	Abstand anterior zur superioren orbitalen Fissur	10
	Abstand anterior zum Zinn'schen Ring	7
Abstand des Ganglion ciliare zum hinteren Bulbus oculi in cm		2
Anzahl von Neuronen (Perez 1986)	Mittelwert	2394 ± 1153
	Intervall	(1088–6835)
Arten von Nervenfasern im Ganglion ciliare	– Parasympathisch – Sympathisch – Sensorisch	3
Größe der multipolaren Neurone (Warwick 1954)		Ca. 45 um
Anteil der Neurone, die die Innervation des M. ciliaris steuern (Warwick 1954) in %		97

Tab. 25.2 Ganglion cervicale superius

Maße Ganglion cervicale superius (Fazliogullari 2015) in **mm**	Länge	15,18 ± 1,12
	Breite	4,62 ± 0,256
	Dicke	1,83 ± 0,10
Abstand zu C2-C3 Ebenen (Fazliogullari 2015)		13,96 ± 0,64 mm
Ganglion cervicale superius vorhanden (Fazliogullari 2015)	an C2 Ebene	85% der Fälle
	an C3 Ebene	15% der Fälle
Anzahl von Nervenzellen		760.000–1.000.000
Anzahl von präganglionären Fasern		5000–12.000

Tab. 25.3 Ganglion pterygopalatinum

Ganglion pterygopalatinum, Durchmesser (Alvernia 2007) in **mm**	Durchschnitt	3,58 ± 0,06
	Intervall	(2,95–4,1)
Abstand von G. pterygopalatinum zu (Alvernia 2007) in **mm**	dem vorderen Ende des Canalis pterygoideus (Vidian)	2,7 ± 0,3
	Foramen rotundum	4,7 ± 1,1
	Canalis opticus	20,28 ± 1,45
Anatomische Arten des Ganglion pterygopalatinum (Rusu 2009) in **%**		4
	Typ A	10%
	Typ B	55%
	Typ C	15%
	Typ D	20%

Glandula pinealis

■ Tab. 26.1

© Springer-Verlag GmbH Deutschland 2017
A. Bergua, *Das menschliche Auge in Zahlen*,
DOI 10.1007/978-3-662-47284-2_26

Zusammenfassung

Bei der Glandula pinealis oder Epiphyse handelt sich um eine endokrine Drüse, die das licht-
gesteuerte Melatonin produziert. Melatonin (N-Acetyl-5-methoxytryptamin) ist ein Hormon,
das aus Tryptophan entsteht und für zirkardiane Rhythmen verantwortlich ist. Die Glandula
pinealis erinnert an die Form eines Zapfens der Zirbelkiefer und befindet sich im Epithalamus, an
der Hinterwand des dritten Hirnventrikels oberhalb der Vierhügelplatte. Ihre Größe entspricht
ungefähr der eines Reiskorns (5-8 mm). Histologisch gesehen besteht die Glandula pinealis
hauptsächlich aus Pinealozyten (die Melatonin produzieren) sowie folgenden anderen Zellen:
interstitiellen Zellen, perivaskulären Phagozyten sowie pinealen Neuronen. Die Hauptinnerva-
tion ist sympathisch aus dem Ganglion cervicale superius.

◘ Tab. 26.1 Glandula pinealis

Maße der Glandula pinealis bei Erwachsenen (Yamamoto 1980) in **mm**	Länge	7,4
	Breite	6,9
	Höhe	2,5
Maße der Glandula pinealis im Alter (Sumida 1996) in **mm**	*< 2 Jahre*	
	Länge	4,8
	Höhe	2,9
	Breite	3,7
	Volumen	26,9 mm^3
	3-20 Jahre	
	Länge	6,1
	Höhe	3,7
	Breite	4,8
	Volumen	56,6 mm^3
Gewicht	Geburt	100 mg (80–500 mg)
Maximale Suppression der Melatoninproduktion bei Licht (Cajochen 2005)		460 nm
Maximale Plasmakonzentration von Melatonin bei Erwachsenen		60 bis 70 pg/ml
Melatoninkonzentration im Blut bei Kindern (Molina 1996) in **Mittelwert ±SD, pg/ml (um 9:00 Uhr)**	18 Monate bis 6 Jahre	60,8 ± 100,58
	6 bis 8 Jahre	35,54 ± 9,17
	8 bis 13 Jahre	25,28 ± 7,16
	13 bis 15 Jahre	31,14 ± 8,29

◘ Tab. 26.1   Fortsetzung

		Tag	Nacht
Melatoninkonzentration im Blut bei Kindern (Murcia 2002) **in pg/m**	Jungen	$1{,}38 \pm 0{,}52$	$6{,}92 \pm 2{,}06$
	Mädchen	$1{,}15 \pm 0{,}43$	$11{,}41 \pm 4{,}32$
Arten von Melatoninrezeptoren	– Mel1a – Mel1b – Mel1c	3	
Pinealozyten in der Glandula pinealis (Smirniotopoulos 1992) **in % der gesamten Zellen**		95	
Astrozyten in der Glandula pinealis (Smirniotopoulos 1992) **in % der gesamten Zellen**		5	
Wachstum der Glandula pinealis bis zum		1.–2. Lebensjahr	

Visueller Kortex

◘ Tab. 27.1

© Springer-Verlag GmbH Deutschland 2017
A. Bergua, *Das menschliche Auge in Zahlen*,
DOI 10.1007/978-3-662-47284-2_27

Zusammenfassung

Der visuelle Kortex ist die Region des Gehirns, die für die Verarbeitung und Integration der visuellen Information verantwortlich ist. Er ist im Okzipitallappen lokalisiert, flankierend am Sulcus calcarinus. Der visuelle Kortex besteht aus dem primären visuellen Kortex oder Brodmann-Areal 17 (V1), dem sekundären visuellen Kortex oder Brodmann-Areal 18 (V2) sowie anderen Arealen. Die afferenten Nervenimpulse aus den 1,5 Millionen Axonen der Retina, die über den Nervus opticus, Tractus opticus, das Corpus geniculatum laterale und die Radiatio optica verlaufen, erreichen am Ende dieser Bahn den visuellen Kortex, wo sie von ca. 200 Millionen Kortex-Neuronen verarbeitet werden. Der visuelle Kortex besitzt eine retinotopische Organisation, das heißt jeder Punkt auf der Retina hat eine ganz exakte kortikale Repräsentation. Die Fovea ist im visuellen Kortex überdurchschnittlich repräsentiert, um die hohe Auflösung des Sehens ermöglichen zu können.

◘ Tab. 27.1 Visueller Kortex

Gesamte Anzahl von Neuronen		250.000.000
Anzahl der visuellen Kortexareale (Wandell 2007)	– V1: Primärer visueller Kortex, Area striata (Brodmann 17) – V2: Sekundärer visueller Kortex (Broadmann 18) – V3: Visuelle Areale 3 (medial occipital) – V3A: dorsal occipital – V3B: dorsal occipital – hV4: human visual area 4 – VO-1: ventral occipital – VO-2. ventral occipital – hMT+: (mittleres temporales Areal) – LO-1: lateral occipital – LO-2: lateral occipital – V6: Parieto-occipitaler Sulcus – V6Av: Parieto-occipitaler Sulcus – V6Ad: Parieto-occipitaler Sulcus – V7: IPS-0 intraparietaler Sulcus – IPS-1: intraparietaler Sulcus – IPS-2: intraparietaler Sulcus – IPS-3: intraparietaler Sulcus – IPS-4: intraparietaler Sulcus – V8	**20**
Repräsentation der zentralen 10 Grad des Gesichtsfelds (Makula) in V1		50%
Gesamte Anzahl von Neuronen pro Hemisphäre (Leuba 1994)		140×10^6 $(90\text{-}200 \times 10^6)$

◘ Tab. 27.1 Fortsetzung

Dicke des visuellen Kortex		1,5–2 mm
Volumen des primären visuellen Kortex nach Alter (Leuba 1994) in cm³	3 Monate	4,97
	17 Jahre	5,03
	48 Jahre	6,98
	71 Jahre	5,83
	93 Jahre	6,38
Fläche des primären visuellen Kortex nach Alter (Leuba 1994) in cm²	3 Monate	20,646
	17 Jahre	20,683
	48 Jahre	29,652
	71 Jahre	21,042
	93 Jahre	22,935
Caudo-rostrale Länge des primären visuellen Kortex nach Alter (Leuba 1994) in cm	3 Monate	4,3643
	17 Jahre	3,9804
	48 Jahre	4,9501
	71 Jahre	4,1651
	93 Jahre	3,2878
Dicke des primären visuellen Kortex nach Alter (Leuba 1994) in cm	3 Monate	0,2203
	17 Jahre	0,2204
	48 Jahre	0,2290
	71 Jahre	0,2364
	93 Jahre	0,2400
Neuronendichte des primären visuellen Kortex nach Alter (Leuba 1987) in Neuronen/cm³	3 Monate	5,740
	17 Jahre	3,180
	48 Jahre	3,880
	71 Jahre	3,850
	93 Jahre	3,690

◘ Tab. 27.1   Fortsetzung

Chronologische Entwicklung der kortikalen Strukturen mit verbundenen visuellen Aufgaben (Chi 1977) in SSW	*Occipitale Strukturen*	
	Interhemisphärische Verbindungen	10.
	Fissura calcarina	16.
	Parieto-okzipitale Strukturen	16.
	Okzipito-temporale Strukturen	27.
	Temporale Strukturen	14.–30.
	Parietale Strukturen	16.–35.
	Frontale Strukturen	10.–36.
Anzahl von histologischen Schichten im primären visuellen Kortex (V1)	– Schicht I: Molekularschicht – Schicht II: Äußere Körnerschicht – Schicht III: Äußere Pyramidenschicht – Schicht IV: Innere Körnerschicht – Schicht V: Innere Pyramidenzellschicht – Schicht VI: Multiforme Schicht	6
Anzahl von Schichten in der IV. Schicht	– 4A – 4B – 4Cα – 4Cβ	4
Arten von Zellen im primären visuellen Kortex (V1)	– Einfache Zellen – Komplexe Zellen – Endinhibierte Zellen	3
Fläche des visuellen Kortex (Stensaas 1974) pro **Hemisphäre** in **mm²**	Auf allen vier Oberflächen konfrontiert	689
	In den Fissuren verborgen	1445
	Gesamte Fläche (Mittelwert)	2134
Fläche des visuellen Kortex, historischer Verlauf pro **Hemisphäre** in **cm²**	(Broadmann 1918)	34,5
	(Economo 1925)	24,25
	(Putnam 1926)	24,25
	(Popoff 1927)	30,0
	(Stensaas 1974)	21,34

Visus

☑ Tab. 28.1

© Springer-Verlag GmbH Deutschland 2017
A. Bergua, *Das menschliche Auge in Zahlen*,
DOI 10.1007/978-3-662-47284-2_28

Zusammenfassung

Unter Sehschärfe oder Visus bezeichnet man das Ausmaß der Fähigkeit des Auges, Muster und Konturen in der Außenwelt unter hohem Kontrast und guten Beleuchtungsbedingungen wahrzunehmen.

Tab. 28.1 Entwicklung der Sehschärfe unter physiologischen Bedingungen (Haase 2003)

Alter	PL	Symbole	LE	LR
Geburt	0,01			
1 Monat	0,02			
6 Monate	0,1			
12 Monate	0,25			
3 Jahre		0.5		
4 Jahre		1,0	0,8–1,0	0,4
6 Jahre		1,25	1,25	0,8–1,0
10 Jahre			1,25–1,6	1,0–1,25
15 Jahre			1,6–2,0	1,25–1,6
25 Jahre			1,6	1,25–1,6

Für PL auch Angabe als Gittersehschärfe
PL = preferential looking – Teller Acuity Cards Symbole
Symbole = Lithander's Kolt-Test oder Hamburger H-Test
LE = Landolt – Ringe Einzeloptotypen
LR = Landolt – Ringe Reihenoptotypen, Abstand 2,6', C – Test
(Ausschluss von Kindern und jungen Erwachsenen mit Augenkrankheiten oder mit Refraktionsfehlern, höchster Meridian 5 dpt oder darüber, Astigmatismus allein von 2 dpt oder mehr)

Intraokulärer Druck, Tonometrie

◘ Tab. 29.1

© Springer-Verlag GmbH Deutschland 2017
A. Bergua, *Das menschliche Auge in Zahlen*,
DOI 10.1007/978-3-662-47284-2_29

Zusammenfassung

Der normale intraokuläre Druck beträgt ca. 16 mmHg und ermöglicht die physiologische Formerhaltung des Augapfels. Das Augeninnere besteht aus zwei verschiedenen Flüssigkeiten, dem Glaskörper und dem Kammerwasser. Durch beide ist ein hydraulischer Druck in alle Richtungen bedingt. Das Kammerwasser wird konstant aus dem Epithel des Ziliarkörpers produziert und durch das Trabekelwerk sowie zu einem geringen Teil über den uveoskleralen Raum abtransportiert. Ein Gleichgewicht zwischen der Produktion von Kammerwasser und seinem Abtransport ermöglicht stabile intraokulare Druckwerte ohne große Schwankungen.

◘ Tab. 29.1 Intraokulärer Druck, Tonometrie

Durchschnittliche Werte		15–18 mmHg
Normale Werte in mmHg	Geburt	7
	Erwachsener	10–21
Zirkadianer Rhythmus	Maximum	8–11 a. m.
	Minimum	0–2 p. m.
Tagesdifferenzen		3–5 mmHg
Episkleraler Venendruck		10 mmHg
Subarachnoidaler Druck im N. opticus (Liu 1995) **in mmHg**	Mittelwert	8,5
	Intervall	4–14
	In der Trendelenburgposition, Erhöhung um	2

Gesichtsfeld

◨ Tab. 30.1

© Springer-Verlag GmbH Deutschland 2017
A. Bergua, *Das menschliche Auge in Zahlen*,
DOI 10.1007/978-3-662-47284-2_30

Zusammenfassung

Unter einem Gesichtsfeld versteht man das Sichtfeld, das die Augen im Geradeausblick unter Berücksichtigung der Lichtempfindlichkeit der Retina wahrnehmen können. Unter normalen physiologischen Bedingungen beträgt das Gesichtsfeld beim Erwachsenen 60° nach nasal, 100° nach temporal, 60° nach oben und 75° nach unten. Verschiedene Geräte (Perimeter) messen das Gesichtsfeld unter unterschiedlichen Lichtbedingungen.

◘ Tab. 30.1 Gesichtsfeld

		Männer	Frauen
Position des Blinden Flecks (Schiefer 2004)	Exzentrizität	14°	
	Horizontaler Durchmesser	6°	
	Vertikaler Durchmesser	10°	
	Oberhalb des horizontalen Meridians	2/5	
	Unterhalb des horizontales Meridians	3/5	
Monokulares Gesichtsfeld nach oben		50°	
Monokulares Gesichtsfeld nach unten		60°	
Monokulares Gesichtsfeld nach nasal		60°	
Monokulares Gesichtsfeld nach temporal		100°	
Gesamtes Gesichtsfeld temporal in °	Stationär	190	
	Mit Augenbewegungen	290	
	Mit Augen- und Kopfbewegung	360	
Gesichtsfeld insgesamt		145°	
Binokulares Gesichtsfeld in °	Erwachsene	120	
	3 Monate altes Kind	60	
	4 Monate altes Kind	80	
Sensitivität von Licht und Volumen des Gesichtsfeldes konstant bis		37. Lebensjahr	
Binokulares Gesichtsfeld in Abhängigkeit vom Alter (horizontal) in °	16-19 Jahre	174	176
	20-29 Jahre	175	176
	30-39 Jahre	174	175
	40-49 Jahre	172	173
	50-59 Jahre	167	170

◘ Tab. 30.1 Fortsetzung

		ST	IT	IN	SN		
	60-69 Jahre					160	162
	70-79 Jahre					141	156
	> 80 Jahre					140	138
Mittlere Ausdehnung des Gesichtsfeldes (Wilson 1991) **in °**		ST	IT	IN	SN		
	Rechtes Auge						
	4 Jahre	59,2	84,7	51,4	47,8		
	5 Jahre	63,4	88,1	52,4	51,7		
	7 Jahre	66,8	86,0	53,6	58,4		
	10 Jahre	66,9	86,7	57,9	60,2		
	Erwachsener	72,6	94,9	54,0	60,2		
	Linkes Auge						
	4 Jahre	66,1	83,8	59,2	49,1		
	5 Jahre	66,7	83,0	54,8	52,4		
	7 Jahre	73,7	89,4	51,9	55,9		
	10 Jahre	71,8	86,7	52,9	55,8		
	Erwachsene	70,7	93,4	52,4	57,7		
Erwachsene Gesichtsfeldgröße erreicht mit ca. (Wilson 1991)						11,6 Jahren	
Gesichtsfeld der Macula lutea						6° 30′	
Gesichtsfeld der Fovea centralis						1°	

Akkommodation

◘ Tab. 31.1

© Springer-Verlag GmbH Deutschland 2017
A. Bergua, *Das menschliche Auge in Zahlen*,
DOI 10.1007/978-3-662-47284-2_31

Zusammenfassung

Die Akkommodation beschreibt die Fähigkeit des Auges, Objekte in der Ferne oder in der Nähe zu fokussieren. Diese dynamische Anpassung der Brechkraft des Auges wird hauptsächlich durch die Verformung der elastischen Linse hervorgerufen. Die vorderen und hinteren Kurvatur-Radien der Linse nehmen ab, und die Linsendicke nimmt zu. Der Ziliarmuskel spielt bei diesem physiologischen Phänomen eine wesentliche Rolle. Durch dessen Kontraktion wird die Spannung auf die Zonulafasern und die Linse verringert, so dass die Linse ihre tendenziell kugelförmige Form wieder erreichen kann. Die Nahakkommodation wird durch eine Konstriktion der Pupille, Bewegung der Iris nach vorne sowie eine Konvergenzbewegung des Auges begleitet.

◘ Tab. 31.1 Akkommodation

Entfernung des Nahpunkts bei maximaler Akkommodation in cm	10–19 Jahre	7
	20–29 Jahre	9
	30–39 Jahre	12
	40–49 Jahre	22
	50–59 Jahre	40
	60–69 Jahre	100
	70–79 Jahre	bis 400
Akkomodationseinstellung (Zeit von Ferne in die Nähe)		300–400 ms
Akkommodationsdauer bei der Umstellung von Ferne auf Nähe		0,5–1,5 s
Akkommodationsdauer von Nah- auf Fernsicht (Disakkommodation)		0,8–1,3 s
Latenz zu Antworten für die Akkommodation (Kasthurirangan 2005)		225,72 ± 42,88 ms
Latenz zu Antworten für die begleitende Miosis (Kasthurirangan 2005)		310,72 ± 47,81 ms
Latenz zu Antworten für die Disakkommodation (Kasthurirangan 2005)		231,32 ± 33,99 ms
Latenz zu Antworten für die begleitende Midriasis (Kasthurirangan 2005)		491,02 ± 61,18 ms
Pupillenänderung per Dioptrie während der Akkommodation (Kasthurirangan 2005)		0,39 mm D^{-1} (0,2–0,76 mm D^{-1})
Pupillenänderung per Dioptrie während der Disakkommodation (Kasthurirangan 2005)		0,17 mm D^{-1} (0,11–0,25 mm D^{-1})
Kompletter Akkomodationsverlust im Alter von (Duane 1912)		50–55 Jahre

Farbsehen

◾ Tab. 32.1

© Springer-Verlag GmbH Deutschland 2017
A. Bergua, *Das menschliche Auge in Zahlen*,
DOI 10.1007/978-3-662-47284-2_32

Zusammenfassung

Im folgenden Kapitel geht es um das Farbsehen und die damit verbundenen Werte.

◘ Tab. 32.1 Farbsehen

		Intervall	Maximum
Unterscheidbare Farben (Kunsch 2005)		ca. 200	
Wahrnehmbare Sättigungsstufen (Kunsch 2005)		20–25	
Wahrnehmbare Helligkeitsstufen (Kunsch 2005)		ca. 500	
Farbdifferenzierung, gesamt (Kunsch 2005)		Einige Millionen	
Anteil der Männer mit einer Farbsehstörung (Kunsch 2005)		8 %	
Anteil der Frauen mit einer Farbsehstörung (Kunsch 2005)		0,4 %	
Entwicklung der Diskriminierung von Farbtönen, Wochen nach der Geburt (Banks 1993)	Rot-Grün	4	
	Rot-Grün/Rot-Violett/Rot-Gelb	8	
	Rot-Grün/Rot-Gelb	12	
Intervall und Absorptionsmaximum der verschiedenen Zapfen in nm	S oder β	400–500	420–440
	M oder γ	450–630	534–555
	L oder ρ	500–700	564–580

Binokularsehen

◼ Tab. 33.1

© Springer-Verlag GmbH Deutschland 2017
A. Bergua, *Das menschliche Auge in Zahlen*,
DOI 10.1007/978-3-662-47284-2_33

Zusammenfassung

In diesem Kapitel werden die wichtigsten Daten zum Binokularsehen, zusammengefasst.

◘ Tab. 33.1 Binokularsehen

Stereosehschärfe bei Erwachsenen		0,6–1,0 Bogenminuten
Fähigkeit, retinale Disparitäten zu erkennen, bereits ab (Petrig 1981)		10.–19. Woche
Prozent von Erwachsenen mit Stereosehen in %	>2 Bogenminuten	97
	30 Bogenminuten	80
Stereosehen bei Kindern (Ciner 1991) in **Bogensekunden**	18–23 Monate	250
	24–29 Monate	225
	30–35 Monate	125
	36–41 Monate	100
	42–47 Monate	100
	48–53 Monate	100
	54–59 Monate	60
	60–65 Monate	60
Fusionsbreite	Fusionale Konvergenz	Ca. 40 cm/m /15–25 Grad
	Fusionale Divergenz	Ca. 10 cm/m / 4–6 Grad
	Vertikale Fusion	Ca. 5 cm/m / 3–6 Grad
	Zyklofusion	0–20 Grad

Elektrophysiologie der Sehbahn

© Springer-Verlag GmbH Deutschland 2017
A. Bergua, *Das menschliche Auge in Zahlen*,
DOI 10.1007/978-3-662-47284-2_34

Zusammenfassung

Im folgenden Kapitel geht es um die Elektrophysiologie der Sehbahn und die damit verbundenen Werte.

34.1   Elektroretinographie (ERG)

◘ Tab. 34.1

◘ Tab. 34.1 Elektroretinographie (ERG) (Jacobi 1993)

Standardableitungen (mit Henkes-Elektroden)		Amplitude (µm)	Gipfelzeit (ms)
Stäbchen-Antwort	Median	183	84,8
	5. und 95. Perzentile	84–263	68,8–101,2
Maximal-Antwort (a-Welle)	Median	279	19,2
	5. und 95. Perzentile	175–400	16,0–22,9
Maximal-Antwort (b-Welle)	Median	527	43,2
	5. und 95. Perzentile	374–739	33,6–47,7
Oszillatorisches Potential	Median	43	24,0
	5. und 95. Perzentile	21–73	22,8–25,6
30-Hz-Flimmer	Median	143	60,9
	5. und 95. Perzentile	62–230	58,8–64,8
Zapfen-Antwort (a-Welle)	Median	51	15,0
	5. und 95. Perzentile	31–66	14,4–16,2
Zapfen-Antwort (b-Welle)	Median	227	30,2
	5. und 95. Perzentile	128–321	29,4–33,0

34.2   Prozentuale Gipfelzeitverlängerung pro Lebensdekade in der ERG

◘ Tab. 34.2

◘ Tab. 34.2 Prozentuale Gipfelzeitverlängerung pro Lebensdekade in der ERG (Jacobi 1993)

Altersgruppe	6–19	20–34	35–49	50–64	65–77	% pro Dekade
Stäbchen-Antwort	100%	106%	115%	122%	120%	4,0

◘ Tab. 34.2 Fortsetzung

Maximal-Antwort (a-Welle)	100%	105%	129%	135%	140%	7,9
Maximal-Antwort (b-Welle)	100%	111%	117%	115,6%	122%	3,4
Oszillatorisches Potential	100%	104%	104%	103%	104%	0,7
30 Hz Flimmer	100%	102%	101,8%	101,8%	99%	0,6
Zapfen-Antwort (a-Welle)	100%	102%	102%	102%	106%	0,9
Zapfen-Anwort (b-Welle)	100%	104%	102%	102%	102%	0,2

34.3 Elektrookulographie (EOG)

◘ Tab. 34.3

◘ Tab. 34.3 Elektrookulographie (EOG)

		Amplitude (µm)	Gipfelzeit (ms)
Arden-Quotient (Arden 1962)	Normal		2,52–1,85
	unterschwellig		<1,85
	Pathologisch		<1,30
Standardableitungen (mit Henkes-Elektroden)			
Stäbchen-Antwort	Median	183	84,8
	5. und 95. Perzentile	84–263	68,8–101,2
Maximal-Antwort (a-Welle)	Median	279	19,2
	5. und 95. Perzentile	175–400	16,0–22,9
Maximal-Antwort	Median	183	84,8
	5. und 95. Perzentile	84–263	68,8–101,2

34.4   Visuell Evozierte Potentiale (M-VEP) im Alter

◨ Tab. 34.4

◨ **Tab. 34.4** Visuell evozierte Potentiale (M-VEP) im Alter		
Kleine Kinder zwischen 1-10 Monaten (großes Schachbrett) (Moskowitz 1983) in **ms**		*Gipfellatenzzeit*
	1 Monat	220,5
	2 Monate	178,1
	3 Monate	140,6
	4 Monate	119,1
	5 Monate	114,3
	6 Monate	112,5
	7 Monate	117,0
	8 Monate	113,9
	9 Monate	113,9
	10 Monate	108,8
Kinder zwischen 1 und 5 Jahren (großes Schachbrett) (Moskowitz 1983) in **ms**		*Gipfellatenzzeit*
	1 Jahr	109,2
	2 Jahre	108,9
	3 Jahre	107,1
	4 Jahre	108,3
	5 Jahre	108,5
Erwachsene (Transiente Schachbrettstimulation) (Diener 1982) in **ms**		*Gipfellatenzzeit*
	< 20 Jahre	107,8
	20–30 Jahre	109,7
	30–40 Jahre	110,1
	40–50 Jahre	110,5
	50–60 Jahre	112,3
	> 60 Jahre	113,7

SI-Einheiten und abgeleitete Einheiten, SI-Vorsätze, Physikalische Konstanten

© Springer-Verlag GmbH Deutschland 2017
A. Bergua, *Das menschliche Auge in Zahlen*,
DOI 10.1007/978-3-662-47284-2_35

Zusammenfassung

Im folgenden Kapitel geht es um die SI-Einheiten in der Ophthalmologie und die damit verbundenen Werte.

35.1 SI-Einheiten und abgeleitete Einheiten

◘ Tab. 35.1

◘ Tab. 35.1 SI-Einheiten und abgeleitete Einheiten

Größe	Formelzeichen	SI-Einheit	Zeichen/ Umrechnung
Länge	l	Meter	m
Fläche	A	Quadratmeter	m^2
Volumen	V	Kubikmeter	m^3
Dehnung	ε		m/m
Masse	m	Kilogramm	kg
Dichte	ρ		kg/m^3
Spezifisches Volumen	v		m^3/kg
Zeit	t	Sekunde	s
Frequenz	f	Hertz	1 Hz = 1/s
Geschwindigkeit	v		m/s
Beschleunigung	a		m/s^2
Kraft	F	Newton	$1\,N = 1\,kg \cdot m/s^2$
Druck	p	Pascal	$1\,Pa = 1\,N/m^2$
Arbeit Energie	W E	Joule	$1\,J = 1\,N \cdot m$
Dynamische Viskosität	η		$1\,Pa \cdot s = 1\,N \cdot s/m^2$
Kinematische Viskosität	v		m^2/s
Elektrische Stromstärke	I	Ampere	A
Elektrische Spannung	U	Volt	1 V = 1 W/A
Elektrischer Widerstand	Ω	Ohm	
Temperatur	T	Kelvin	K
Stoffmenge	n	Mol	mol

◘ Tab. 35.1 Fortsetzung

Größe	Formelzeichen	SI-Einheit	Zeichen/Umrechnung
Radioaktivität	A	Becquerel	$1\,Bq = 1/s$
Lichtstärke	I	Candela	cd
Leuchtdichte	L		cd/m^2
Lichtstrom	ϕ	Lumen	lm
Lichtmenge	Q		$1\,lm \cdot s$
Beleuchtungsstärke	E	Lux	$1\,lx = 1\,lm/m^2$
Brechtwert von Linsen	D		$1\,dpt = 1/m$

35.2 SI-Vorsätze

◘ Tab. 35.2

◘ Tab. 35.2 SI-Vorsätze

Faktor	Name	Zeichen
10^{-24}	Yocto	y
10^{-21}	Zepto	z
10^{-18}	Atto	a
10^{-15}	Femto	f
10^{-12}	Pico	p
10^{-9}	Nano	n
10^{-6}	Mikro	μ
10^{-3}	Milli	m
10^{-2}	Zenti	c
10^{-1}	Dezi	d
10^{1}	Deka	da
10^{2}	Hekto	h

◘ Tab. 35.2 Fortsetzung

Faktor	Name	Zeichen
10^3	Kilo	k
10^6	Mega	M
10^9	Giga	G
10^{12}	Tera	T
10^{15}	Peta	P
10^{18}	Exa	E
10^{21}	Zetta	Z
10^{24}	Yotta	Y

35.3 Physikalische Konstanten

◘ Tab. 35.3

◘ Tab. 35.3 Physikalische Konstanten

Bezeichnung	Symbol	Wert
Lichtgeschwindigkeit im Vakuum	c_0, c	$299.792.458 \ \mathrm{m \ s^{-1}}$
Magnetische Feldkonstante	μ_0	$12{,}566\,370\,614 \cdot 10^{-7} \ \mathrm{NA^{-2}}$
Elektrische Feldkonstante	$\varepsilon_0 = 1/(\mu_0 c_0^2)$	$8{,}854\,187\,817\,62 \ 10^{-12} \ \mathrm{F \cdot m^{-1}}$
Gravitationskonstante	G	$6{,}673\,08 \cdot 10^{-11} \ \mathrm{m^3 \ kg^{-1} \ s^{-2}}$
Absoluter Nullpunkt	T_0	$0 \ \mathrm{K} \ (= -273{,}15 \ \mathrm{°C})$
Avogadro-Konstante	N_A, L	$6{,}022\,140\,857(74) \cdot 10^{23} \ \mathrm{mol^{-1}}$

Elektromagnetisches Spektrum

□ Abb. 36.1

© Springer-Verlag GmbH Deutschland 2017
A. Bergua, *Das menschliche Auge in Zahlen*,
DOI 10.1007/978-3-662-47284-2_36

Zusammenfassung

Das Lichtspektrum oder Farbspektrum ist der Bereich, welchen der Mensch aus dem elektromagnetischen Spektrum, auch Wellenspektrum genannt, wahrnehmen kann. Der gesamte spektrale Lichtbereich deckt den kurzwelligen Infrarot, den sichtbaren sowie den ultravioletten Spektrumsanteil ab.

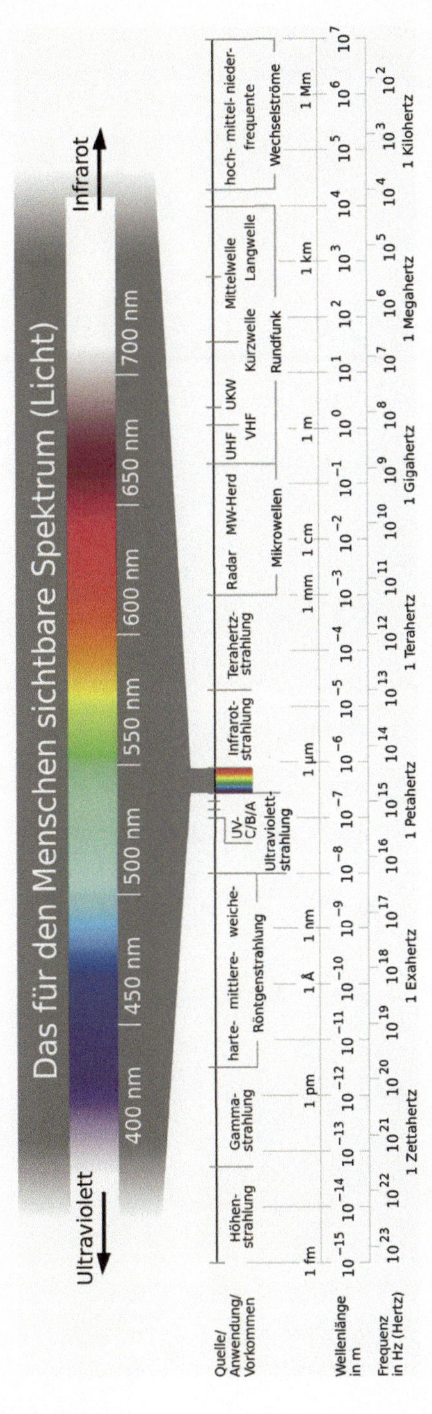

Abb. 36.1 Elektromagnetisches Spektrum. (Aus: Electromagnetic Wave Spectrum. Colorimetrically more correct version of https://commons.wikimedia.org/wiki/File:Electromagnetic_spectrum.svg based on https://commons.wikimedia.org/wiki/File:Spectrum-sRGB-low.svg by Horst Frank/Phrood/Anony (author)Horst Frank, Jailbird and Phrood (source) licensed under CC BY-SA 3.0: https://creativecommons.org/licenses/by-sa/3.0/)

Serviceteil

Literatur – 178

© Springer-Verlag GmbH Deutschland 2017
A. Bergua, *Das menschliche Auge in Zahlen*,
DOI 10.1007/978-3-662-47284-2

Literatur

Aggarwal P, Nag TC, Wadhwa S. Age-related decrease in rod bipolar cell density of the human retina: an immunohistochemical study. J Biosci 2007;32:293–298

Ahmed SS, Lott MN, Marcus DM. The macular xanthophylls. Surv Ophthalmol 2005;50:183–193

Alexandridis E. Die Pupille; Physiologie, Untersuchung, Pathologie. Springer, Berlin, Heidelberg 1982

Alm A. Uveoscleral outflow – a review. Exp Eye Res 2009;88:760–768

Alvarez RA, Liou GI, Fong SL, Bridges CD. Levels of alpha- and gamma-tocopherol in human eyes: evaluation of the possible role of IRBP in intraocular alpha-tocopherol transport. Am J Clin Nutr 1987;46:481–487

Alvernia JE, Spomar DG, Olivero WC. A computed tomography scan and anatomical cadaveric study of the pterygopalatine ganglion for use in Gamma Knife treatment of cluster headache. J Neurosurg 2007;107:805–808

Amar AP, Weiss MH. Pituitary anatomy and physiology. Neurosurg Clin N Am 2003;14:11–23

Andrews JS. The Meibomian secretion. Int Ophthalmol Clin 1973;13:23–28

Aptel F, Denis P. Optical coherence tomography quantitative analysis of iris volume changes after pharmacologic mydriasis. Ophthalmology 2010;117:3–10

Arden G B, Barrada A, Kelsey JH. New clinical test of retinal function based upon the standing potential of the eye. Br J Ophthalmol 1962;46:449–67

Arey LB, Bickel WH. The number of nerve fibers in the human optic nerve. Anat Rec 1935;61:3

Baikoff G, Lutun E, Ferraz C, Wei J. Static and dynamic analysis of the anterior segment with optical coherence tomography. J Cataract Refract Surg 2004;30:1843–1850

Balaratnasingam C, Kang MH, Yu P, Chan G, Morgan WH, Cringle SJ, Yu DY. Comparative quantitative study of astrocytes and capillary distribution in optic nerve laminar regions. Exp Eye Res 2014;121:11–22

Balazs EA. Physiology of the vitreous body, In: Importance of the vitreous body in retina surgery with special emphasis on reoperations. Ed. by Charles L. Schepens, St. Louis, Mosby 1960

Balazs EA. Molecular morphology of the vitreous body. In: Smelser GK (Ed.). The Structure of the Eye. Academic Press 1961; New York & London, pp. 293–310

Balazs EA, Toth LZ, Eckl EA, Mitchell AP. Sudies on the structure of the vitreous body. XII. Cytological and histochemical studies on the cortical tissue layer. Exp Eye Res 1964;3:57–71

Balazs EA, Freeman MI, Klöti R, Meyer-Schwickerath G, Regnault F, Sweeney DB. Hyaluronic acid and replacement of vitreous and aqueous humor. Mod Probl Ophthalmol 1972;10:3–21

Balazs EA, Denlinger JL. Ageing changes in the vitreous. In: Dismukes K and Sekular R (eds). Ageing and human visual function. Alan R Liss, Inc.: New York, 1982, pp. 45–57

Balazs EA. Functional anatomy of the vitreous. In: Duane TD, Jaeger EA (eds). Biomedical Foundations of Ophthalmology, vol 1, Ch 17 Harper and Row: Philadelphia 1984, pp. 1–16

Banks MS, Shannon E. Spatial and chromatic visual efficiency in human neonates. In C.E. Granrud (Ed.) Visual perception and cognition in infancy. Lawrence Erlbaum Assoc., Hillsdale: New Jersey 1993. pp. 1–46.

Bansal P, Ram J, Sukhija J, Singh R, Guota A. Retinal nerve fiber layer and macular thickness measurements in children after cataract surgery compared with age-matched controls. Am J Ophthalmol 2016;166:126–132

Beebe DC, Shui YB, Siegfried CJ, Holekamp NM, Bai F. Preserve the (intraocular) environment: the importance of maintaining normal oxygen gradients in the eye. Jpn J Ophthalmol 2014;58:225–231

Beebe DC. The Lens. In: Adler´s physiology of the eye. Elsevier 2011. 131–163

Begui ZE. Acoustic properties of the refractive media of the eye. J Acoust Soc Am 1954; 26:365–368

Belmonte C, Garcia-Hirschfeld J, Gallar J. Neurobiology of ocular pain. Prog Retin Eye Res 1997:16:117–156

Belmonte C, Tervo TT, Gallar J. Sensory innervation of the eye. In: Adler´s Physiology of the Eye. 11th ed. Saunders 2011.

Bergua A, Jünemann A, Naumann GOH. NADPH-D-reaktive chorioidale Ganglienzellen beim Menschen. Klin Monatsbl Augenheilkd 1993; 203:77–82

Berman ER, Michaelson IC. The chemical composition of the human vitreous body as related to age and myopia. Exp Eye Res 1964;3:9–15

Berman ER. Biochemistry of the eye. Springer Science+Business Media, New York 1991

Berson M. Phototransduction in ganglion-cell photoreceptors. Pflugers Archiv: European journal of physiology 2007;454:849–855

Bingham CM, Castro A, Realini T, Nguyen J, Hogg JP, Sivak-Callcott JA. Calculated CT volumes of lacrimal glands in normal Caucasian orbits. Ophthal Plast Reconstr Surg 2013;29:157–159

Bleckmann H, Khodadadyan C, Schnoy N: Licht- und Elektronenmikroskopie der humanen, anterioren Kataraktkapsel. Fortschr Ophthalmol 1989;86:556–560

Bloom GD, Balazs EA. An electron microscopic study of hyalocytes. Exp. Eye Res 1965; 4:249–255

Blumenröder S. Maße und optische daten. In: Augenheilkunde, 2. Auflage, Augustin AJ (Ed.), Springer, Berlin 2001, pp. 1187–1196

Boettner E, Wolter J. Transmission of the ocular media. Invest Ophthalmol Vis Sci 1962;6:776–783

Bone RA, Landrum JT, Fernandez L, Tarsis SL. Analysis of the macular pigment by HPLC: retinal distribution and age study. Invest Ophthalmol Vis Sci 1988;29:843–849

Bonomo PP. Pars plana and ora serrata anatomotopographic study of fetal eyes. Acta Ophthalmol (Copenh). 1989;67:145–150

Borchman D, Foulks GN, Yappert MC, Ho DV. Temperature-induced conformational changes in human tearlipids hydrocarbon chains. Biopolymers 2007;87:124–133

Borchman D, Yappert MC. Lipids and the ocular lens. J Lipid Res 2010;51:2473–2488

Bridges CDB, Alvarez RA, Shao-Ling Fong. Vitamin A in human eyes: amount, distribution, and composition. Invest Ophthalmol Vis Sci 1982;22:706–714

Brodmann K: Individuelle Variationen der Sehsphäre und ihre Bedeutung fiir die Klinik der Hinterhauptschüsse. Allgz Psychiat (Berlin) 1918;74:564–568

Bron AJ, Tripathi RC, Tripathi BJ. The cornea and sclera. In: Wolff's Anatomy of the Eye and Orbit, Chapman and Hall Medical, London 1997;233–278

Bron AJ, Tripathi RC, Tripathi BJ. Wolff's Anatomy of the Eye and Orbit. 8th Edition, Chapman & Hall Medical, London 1997

Budde WM, Jonas JB, Martus P, Gründler AE. Influence of optic disc size on neuroretinal rim shape in healthy eyes. J Glaucoma 2000;9:357–362

Cajochen C, Münch M, Kobialka S, Kräuchi K, Steiner R, Oelhafen P, Orgül S, Wirz-Justice A. High sensitivity of human melatonin, alertness, thermoregulation, and heart rate to short wavelength light. J Clin Endocrinol Metab 2005;90:1311–1316

Carney LG, Mauger TF, Hill RM. Buffering in human tears: pH responses to acid and base challenge. Invest Ophthalmol Vis Sci 1989;30:747–754

Cerretani CF, Radke CJ. Tear dynamics in healthy and dry eyes. Curr Eye Res 2014;39:580–595

Chew CK, Hykin PG, Jansweijer C, Dikstein S, Tiffany JM, Bron AJ. The casual level of meibomian lipids in humans. Curr Eye Res 1993;12:255–259

Chi JG, Dooling EC, Gilles FH. Gyral development of human brain. Arch Neurol 1977; 86–93

Cibis GW, Campos EC, Aulhorn E. Pupillomotor latent period. Vision Res 1977; 17:737–738

Ciner EB, Schanel-Klitsch E, Scheiman M. Stereoacuity development in young children. Optom Vis Sci 1991;68:533–536

Citardi MJ, Gallivan RP, Batra PS, Maurer CR Jr, Rohlfing T, Roh HJ, Lanza DC. Quantitative computer-aided computed tomography analysis of sphenoid sinus anatomical relationships. Am J Rhinol 2004;18:173–178

Collin JR, Beard C, Wood I. Experimental and clinical data on the insertion of the levator palpebrae superioris muscle. Am J Ophthalmol 1978;85:792–801

Cooper RL, Constable IJ, Davidson L. Aqueous humor catecholamines. Curr Eye Res 1984;3:809–813

Costin BR, Sakolsatayadorn N, McNutt SA, Rubinstein TJ, Trichonas G, Rocha KM, McClintic JI, Huang L, McBride JM, Perry JD. Dimensions and anatomic variations of the orbicularis oculi muscle in nonpreserved, fresh-frozen human cadavers. Ophthal Plast Reconstr Surg 2014;30:198–200

Covell WP. Growth of the human prenatal hypophysis and the hypophyseal fossa. Am J Anat 1927;38:379–422

Coyle PK, Sibony PA. Tear immunoglobulins measured by ELISA. Invest Ophthalmol Vis Sci 1986;27:622–625

Craig JP, Simmons PA, Patel S, Tomlinson A. Refractive index and osmolality of human tears. Optom Vis Sci 1995;72:718–24

Curcio CA, Sloan KR, Kalina RE, Hendrickson AE. Human photoreceptor topography. J Comp Neurol 1990a;22:497–523

Curcio CA, Allen KA. Topography of ganglion cells in human retina. J Comp Neurol 1990b;300:5–25

Curcio CA, Allen KA, Sloan KR, Lerea CL, Hurley JB, Klock IB, Milam AH. Distribution and morphology of human cone photoreceptors stained with anti-blue opsin. J Comp Neurol 1991;312:610–624

Dacey DM, Liao HW, Peterson BB, Robinson FR, Smith VC, Pokorny J, Yau KW, Gamlin PD. Melanopsin-expressing ganglion cells in primate retina signal colour and irradiance and project to the LGN. Nature 2005;433:749–754

Davies JE, Berger Z, Rubinsztein DC. Oculopharyngeal muscular dystrophy: Potential therapies for an aggregate-associated disorder. Int J Biochem Cell Biol 2006;38:1457–1462

Dawson DG, Ubels JL. Edelhauser HF. Cornea and Sclera. In: Adler's physiology of the eye. Elsevier 2011. pp. 131–163

de Juan E Jr, Hurley DP, Sapira JD. Racial differences in normal values of proptosis. Arch Intern Med 1980;140:1230–1231

DiChiro G, Nelson KB The volume of the sella turcica. Am J Roentgenol Rad Ther Nucl Med 1962;87:989–1008

Diener HC. Visuell evozierte kortikale Potentiale (VEP). In: Evozierte Potentiale. Stöhr M, Dichgangs, Diener HC, Buettner UW eds. Springer-Verlag 1982

Dinç H, Esen F, Demirci A, Sari A, Resit Gümele H. Pituitary dimensions and volume measurements in pregnancy and post partum. MR assessment. Acta Radiol 1998;39:64–69

Dixon JM, Blackwood L. Thermal variations of the human eye. Trans Am Ophthalmol Soc 1991;89:183–190

Dorner GT, Polska E, Garhöfer G, Zawinka C, Frank B, Schmetterer L. Calculation of the diameter of the central retinal artery from noninvasive measurements in humans. Curr Eye Res 2002;25:341–345

Doughty MJ 1. Further assessment of gender- and blink pattern-related differences in the spontaneous eyeblink activity in primary gaze in young adult humans. Optom Vis Sci 2002;79:439–447

Drischel H. [Experimental studies on the light reflex of the human pupil after short-term photostimulation]. Klin Monbl Augenheilkd Augenarztl Fortbild 1957;131:740–755

Duane A. Normal values of the accommodation at all ages. JAMA 1912;59:1010–1013

Dubbelman M, Weeber HA, van der Heijde RG, Völker-Dieben HJ. Radius and asphericity of the posterior corneal surface determined by corrected Scheimpflug photography. Acta Ophthalmol Scand 2002;80:379–383

Ebeling U, Reulen HJ. Neurosurgical topography of the optic radiation in the temporal lobe. Acta Neurochir (Wien) 1988;92:29–36

Eisner G. Autoptische Spaltlampenuntersuchung des Glaskörpers. V. Graefes Arch Klin Exp Ophthalmol 1973;187:5–20

Eckard A, Stave J, Guthoff RF. In vivo investigations of the corneal epithelium with the confocal Rostock Laser Scanning Microscope (RLSM). Cornea 2006;25:127–131

Eckhert CD. Elemental concentrations in ocular tissues of various species. Exp Eye Res 1983;37:639–647

Economo CF von, Koskinas GN: Die Cytoarchitektonik der Hirnrinde des erwachsenen Mencshen. Wien, Springer-Verlag, 1925

Eggers HM. Functional anatomy of the extraocular muscles. In Ocular Anatomy, Embryology and Teratology (Jakobiec ed.), Harper & Row, 1982, pp. 738–824

Ehlers N. On the size of the conjunctival sac. Acta ophthalmologica 1965;43:205–210

Ehlers N. The precorneal film. Biomicroscopical, histological and chemical investigations. Acta Ophthalmol Suppl 1965;81:1–134

Ehlers N, Sorensen T, Bramsen T, Poulsen EH. Central corneal thickness in newborns and children. Acta Ophthalmol (Copenh) 1976;54:285–290

Elder MJ. Anatomy and physiology of eyelash follicles: relevance to lash ablation procedures. Ophthal Plast Reconstr Surg 1997;13:21–25

Ellrich J, Hopf HC. The R3 component of the blink reflex: normative data and application in spinal lesions. Electroencephalogr Clin Neurophysiol 1996;101:349–354

Elster AD. Modern imaging of the pituitary. Radiology 1993;187:1–14

Esmaeelpour M, Kajic V, Zabihian B, Othara R, Ansari-Shahrezaei S, Kellner L, Krebs I, Nemetz S, Kraus MF, Hornegger J, Fujimoto JG, Drexler W, Binder S. Choroidal Haller's and Sattler's layer thickness measurement using 3–dimensional 1060-nm optical coherence tomography. PLoS One 2014;9;9(6):e99690

Ethier CR, Coloma FM, Sit AJ, Johnson M. Two pore types in the inner-wall endothelium of Schlemm's canal. Invest Ophthalmol Vis Sci 1998;39:2041–2048

Fatt I, Weissman BA. Physiology of the eye: an introduction to the vegetative functions, 2nd ed. Stoneham, MA: Butterworth-Heinemann; 1992

Fazliogullari Z, Kilic C, Karabulut AK, Yazar F. A morphometric analysis of the superior cervical ganglion and its surrounding structures. Surg Radiol Anat 2016;38:299–302

Feng Y, Simpson TL. Corneal, limbal, and conjunctival epithelial thickness from optical coherence tomography. Optom Vis Sci 2008;85:E880–3

Fisher RF. The elastic constants of the human lens. J Physiol 1971;212:147–180

Fisher RF. The water permeability of basement membrane under increasing pressure: evidence for a new theory of permeability. Proc R Soc Lond B Biol Sci 1982;216:475–496

Fishman RA. Cerebrospinal fluid in diseases of the nervous system, 2nd ed. Philadelphia: WE Saunders, 1992, pp. 7–42

Flügel C, Tamm ER, Mayer B, Lütjen-Drecoll E. Species differences in choroidal vasodilative innervation: evidence for specific intrinsic nitrergic and VIP-positive neurons in the human eye. Invest Ophthalmol Vis Sci 1994;35:592–599

Foos RY. Vitreoretinal juncture; topographical variations. Invest Ophthalmol 1972;11:801–808

Francoz M, Karamoko I, Baudouin C, Labbé A. Ocular surface epithelial thickness evaluation with spectral-domain optical coherence tomography. Invest Ophthalmol Vis Sci 2011;52:9116–9123

Friberg TR, Lace JW. A comparison of the elastic properties of human choroid and sclera Exp Eye Res 1988; 47:429–436

Fu ZX, Zhang XR, Zhang ZY, Li QS, Wang HM, Xiang MH, Han ZM. Lower eyelid tension in young adults determined by a simple lid tensiometer. Cornea 2014;33:518–520

Gabelt BT, Kaufman PL. Changes in aqueous humor dynamics with age and glaucoma. Prog Retin Eye Res 2005;24:612–637

Gachon AM, Richard J, Dastugue B. Human tears: normal protein pattern and individual protein determinations in adults. Curr Eye Res 1982-1983;2:301–308

Gao H, Hollyfield JG. Aging of the human retina. Differential loss of neurons and retinal pigment epithelial cells. Invest Ophthalmol Vis Sci 1992;33:1–17

Garcia D, Pinto CT, Barbosa JC, Cruz AA. Spontaneous interblink time distributions in patients with Graves' orbitopathy and normal subjects. Invest Ophthalmol Vis Sci 2011;52:3419–3424.

Garcia JP Jr, Garcia PT, Rosen RB. Retinal blood flow in the normal human eye using the canon laser blood flowmeter. Ophthalmic Res 2002;34:295–299

Germundsson J, Karanis G, Fagerholm P, Lagali N. Age-related thinning of Bowman's layer in the human cornea in vivo. Invest Ophthalmol Vis Sci 2013;54:6143–6149

Gloor BP. The vitreous. In: Moses RA, Hart MH, editors. Adler's physiology of the eye: clinical applications. St Louis: CY Mosby, 1987:246–67

Goldstein I, Tamir A, Zimmer EZ, Itskovitz-Eldor J. Growth of the fetal orbit and lens in normal pregnancies. Ultrasound Obstet Gynecol 1998;12:175–179

Gülcan HG, Alvarez RA, Maude MB, Anderson RE. Lipids of human retina, retinal pigment epithelium, and Bruch's membrane/choroid: comparison of macular and peripheral regions. Invest Ophthalmol Vis Sci 1993;34:3187–3193

Gupta P, Sidhartha E, Tham YC, Chua DK, Liao J, Cheng CY, Aung T, Wong TY, Cheung CY. Determinants of macular thickness using spectral domain optical coherence tomography in healthy eyes: the Singapore Chinese Eye study. Invest Ophthalmol Vis Sci 2013;54:7968–7976

Gupta P, Cheung CY, Baskaran M, Tian J, Marziliano P, Lamoureux EL, Cheung CM, Aung T, Wong TY, Cheng CY. Relationship Between Peripapillary Choroid and Retinal Nerve Fiber Layer Thickness in a Population-Based Sample of Nonglaucomatous Eyes. Am J Ophthalmol 2016;161:4–11

Haas A, Weiglein A, Faschinger C, Müllner K. Fetal development of the human orbit. Graefes Arch Clin Exp Ophthalmol 1993;231:217–220

Haase W. Amblyopien; Teil 1, Diagnose. Ophthalmologe 2003;100:69–87

Hafez AS, Bizzarro RL, Lesk MR. Evaluation of optic nerve head and peripapillary retinal blood flow in glaucoma patients, ocular hypertensives, and normal subjects. Am J Ophthalmol 2003;136:1022–1031

Hall JG, Froster-Iskenius UG, Allanson JE. Eyes. In: Handbook of Physical Measurements. Oxford University Press, New York 2007

Harding JJ, Crabbe MJ. The Lens: Development, proteins, metabolism and cataract, in: The Eye, 3rd ed. Vol. 1b (Davson H., ed.), Academic Press, Orlando, 1984 pp. 207–492

Hassell JR, Birk DE. The molecular basis of corneal transparency. Exp Eye Res 2010;91:326–335

He N, Wu L, Qi M, He M, Lin S, Wang X, Yang F, Fan X. Comparison of Ciliary Body Anatomy between American Caucasians and Ethnic Chinese Using Ultrasound Biomicroscopy. Curr Eye Res 2015:1–7

Helbig H, Noske W, Kellner U, Foerster MH. [Oxygen in the anterior chamber before and after cataract operation]. Ophthalmologe 1995;92:325–328

Hendrickson AE, Youdelis C. The morphological development of the human fovea. Ophthalmology 1984;91:603–612

Henkind P, Levitzky M. Angioarchitecture of the optic nerve. I. The papilla. Am J Ophthalmol 1969;68:979–986

Hirsch J, Curcio CA. The spatial resolution capacity of human foveal retina. Vision Res 1989;29:1095–1101

Hofmann H, Hanselmayer H. Chirurgie der Tränenorgane. In: Augenärztliche Operationen, Mackensen G, Neubauer H et al. (Eds). Springer, Berlin 1988, pp. 271–331

Hogan MJ, Alvarado JA, Weddell JE. Histology of the Human Eye. Sauders, Philadelphia 1971

Holekamp NM, Shui YB, Beebe DC. Vitrectomy surgeryincreases oxygen exposure to the lens: a possible mechanism for nuclear cataract formation. Am J Ophthalmol 2005;139:302–310

Hwang K, Kim DJ, Hwang SH. Thickness of Korean upper eyelid skin at different levels. J Craniofac Surg 2006;17:54–56

Hwang K, Huan F, Kim DJ. Muscle fiber types of human orbicularis oculi muscle. J Craniofac Surg 2011;22:1827–1830

Iguchi Y1, Asami T, Ueno S, Ushida H, Maruko R, Oiwa K, Terasaki H. Changes in vitreous temperature during intravitreal surgery. Invest Ophthalmol Vis Sci 2014; 55:2344–2349

Jacobi PC, Rüther K, Miliczek KD, Völker M, Zrenner E [Clinical electroretinography: standard protocol and normal values]. Klin Monbl Augenheilkd 1993;202:27–42

Jani PD, Mwanza JC, Billow KB, Waters AM, Moyer S, Garg S. Normative values and predictors of retinal oxygen saturation. Retina 2014;34:394–401

Janssen AG, Mansour K, Bos JJ, Castelijns JA. Diameter of the bony lacrimal canal: Normal values and values related to nasolacrimal duct obstruction: Assessment with CT. AJNR 2001; 22:845–850

Jansson F, Kock E. Determination of the velocity of ultrasound in the human lens and vitreous. Acta Ophthalmol (Copenh) 1962; 40:420–433

Jia Y, Morrison JC, Tokayer J, Tan O, Lombardi L, Baumann B, Lu CD, Choi W, Fujimoto JG, Huang D. Quantitative OCT angiography of optic nerve head blood flow. Biomed Opt Express 2012;3:3127–3137

Johnson DH, Bourne WM, Campbell RJ: The ultrastructure of Descemet's membrane. I. Changes with age in normal corneas. Arch Ophthalmol 1982;100:1952–1955

Johnson MC, Kamm RD. The role of Schlemm's canal in aqueous outflow from the human eye. Invest Ophthalmol Vis Sci 1983;24:320–325

Johnson GJ. The environment and the eye. Eye 2004;18: 1235–1250

Johnstone MA, Grant WG. Pressure-dependent changes in structures of the aqueous outflow system of human and monkey eyes. Am J Ophthalmol. 1973;75:365–383

Jonas JB, Gusek GC, Naumann GO. Optic Disc, cup and neuroretinal rim size, configuration and correlations in normal eyes. Invest Ophthalmol Vis Sci 1988;29:1151–1158

Jonas JB, Müller-Bergh JA, Schlötzer-Schrehardt UM, Naumann GO. Histomorphometry of the human optic nerve. Invest Ophthalmol Vis Sci 1990;31:736–744

Jonas JB, Mardin CY, Schlötzer-Schrehardt U, Naumann GO. Morphometry of the human lamina cribrosa surface. Invest Ophthalmol Vis Sci 1991;32:401–405

Jonas JB, Budde WM, Panda-Jonas S. Ophthalmoscopic evaluation of the optic nerve head. Surv Ophthalmol 1999;43:293–320

Jonas JB, Stroux A, Martus P, Budde W. Keratometry, optic disc dimensions, and degree and progression of glaucomatous optic nerve damage. J Glaucoma 2006;15:206–212

Jordan A, Baum J. Basic tear flow. Does it exist? Ophthalmology 1980;87:920–930

Justice J Jr, Lehmann RP. Cilioretinal arteries. A study based on review of stereo fundus photographs and fluorescein angiographic findings. Arch Ophthalmol 1976;94:1355–1358

Kagemann L, Nevins JE, Jan NJ, Wollstein G, Ishikawa H, Kagemann J, Sigal IA, Nadler Z, Ling Y, Schuman JS. Characterisation of Schlemm's canal cross-sectional area. Br J Ophthalmol 2014;98 Suppl 2:ii10–14.

Kakizaki H, Malhotra R, Selva D. Upper eyelid anatomy: an update. Ann Plast Surg 2009;63:336–343

Kamali A, Hasan KM, Adapa P, Razmandi A, Keser Z, Lincoln J, Kramer LA. Distinguishing and quantification of the human visual pathways using high-spatial-resolution diffusion tensor tractography. Magn Reson Imaging 2014;32:796–803

Kara N, Sayin N, Pirhan D, Vural AD, Araz-Ersan HB, Tekirdag AI, Yildirim GY, Gulac B, Yilmaz G. Evaluation of subfoveal choroidal thickness in pregnant women using enhanced depth imaging optical coherence tomography. Curr Eye Res 2014;39:642–647

Karakaş P, Bozkir MG, Oguz O. Morphometric measurements from various reference points in the orbit of male Caucasians. Surg Radiol Anat 2003;24:358–362

Karsh R, Breitenbach FW. Looking at the amorphous fixation measure. In R. Groner, C. Menz, D. F. Fisher & R. A. Monty

(Eds.), Eye movements and psychological functions. Hillsdale, NJ: Lawrence Erlbaum 1983

Kasthurirangan S, Glasser A. Characteristics of pupil responses during far-to-near and near-to-far accommodation. Ophthalmic Physiol Opt 2005;25:328–339

Kaufmann H, Steffen H. Strabismus, Thieme 2012

Kawakita T, Kawashima M, Murat D, Tsubota K, Shimazaki J. Measurement of fornix depth and area: a novel method of determining the severity of fornix shortening. Eye 2009;23:1115–1119

Kawarai Y, Fukushima K, Ogawa T, Nishizaki K, Gunduz M, Fujimoto M, Masuda Y. Volume quantification of healthy paranasal cavity by three-dimensional CT imaging. Acta Otolaryngol Suppl 1999;540:45–49

Keeley FW, Morin JD, Vesely S. Characterization of collagen from normal human sclera. Exp Eye Res 1984;39:533–542

Keller H. Über die hintere Pfortenregion der Fossa pterygopalatina und die Lage des Ganglion pterygopalatinum. Med Diss, Würzburg 1980

Kleine TO, Baehrlocher K, Niederer V, Keller H, Teuter F, Tritschler W, Bablock W. Die diagnostische Bedeutung der Lactatbestimmung in Liquor bei Meningitis. Dtsch Med Wschr 1979;104:553–557

Ko MK, Kim DS, Ahn YK. Morphological variations of the peripapillary circle of Zinn-Haller by flat section. Br J Ophthalmol 1999;83:862–866

Kolb H, Linberg KA and Fisher SK. Neurones of the human retina. A Golgi study. J Comp Neurol 1992;318:147–187

Konofsky K, G.O. Naumann GO, I. Guggenmoos-Holzmann I. Cell density and sex chromatin in lens epithelium of human cataracts. Quantitative studies in flat preparation. Ophthalmology 1987;94:875–880

Korczyn AD. The pupil and vigilance. Funct Neurol 1987;2: 539–544

Koretz JF, Cook CA, Kaufman PL. Accommodation and presbyopia in the human eye. Changes in the anterior segment and crystalline lens with focus. Invest Ophthalmol Vis Sci 1997;38:569–578

Krag S, Olsen T, Andreassen TT. Elastic properties of the lens capsule in relation to accommodation. Invest Ophthalmol Vis Sci 1996; 37:163

Krag S, Olsen T, Andreassen TT. Biomechanical characteristics of the human anterior lens capsule in relation to age. Invest Ophthalmol Vis Sci 1997;38:357–363

Krag S, Danielsen CC, Andreassen TT. Thermal and mechanical stability of the lens capsule. Curr Eye Res 1998;17:470–477

Krag S, Andreassen TT. Mechanical properties of the human lens capsule. Prog Retin Eye Res 2003;22:749–767

Krag S, Andreassen TT. Mechanical properties of the human posterior lens capsule. Invest Ophthalmol Vis Sci 2003;44:691–696

Krause W. Uber die Fasern des Sehnerven. Graefes Arch Ophthalmic 1880; 26:102

Kuhnt H. Zur Kenntnis des Sehnerven und der Netzhaut. Graefes Arch Ophthalmol 1879;25:179

Kunsch K, Kunsch S. Der Mensch in Zahlen. Elsevier 2005

Larsen JS. The sagittal growth of the eye. 3. Ultrasonic measurement of the posterior segment (axial length of the vitreous) from birth to puberty. Acta Ophthalmol (Copenh) 1971;49:441–453

Laurent UB. Hyaluronate in human aqueous humor. Arch Ophthalmol 1983;101:129–130

Li M, He HG, Shi W, Li J, Lv B, Wang CH, Miao QW, Wang ZC, Wang NL, Walter M, Sabel BA. Quantification of the human lateral geniculate nucleus in vivo using MR imaging based on morphometry: volume loss with age. Am J Neuroradiol 2012;33:915–921

Lang J, Horn T, von den Eichen U. Über die äußeren Augenmuskeln und Ihre Ansatzzonen: Gegenbaurs Morph Jahrb Leipzig 1980;126:817–840

Laule A, Cable MK, Hoffman CE, Hanna C. Endothelial cell population changes of human cornea during life. Arch Ophthalmol 1978;96:2031–2035

Lemke BN, Stasior OG, Rosenberg PN. The surgical relations of the levator palpebrae superioris muscle. Ophthal Plast Reconstr Surg 1988;4:25–30

Leuba G, Garey LJ. Evolution of neuronal numerical density in the developing and aging human visual cortex. Hum Neurobiol 1987;6:11–18

Leuba G, Kraftsik R. Changes in volume, surface estimate, three-dimensional shape and total number of neurons of the human primary visual cortex from midgestation until old age. Anat Embryol (Berl) 1994;190:351–366

Li HF, Petroll WM, Moller-Pedersen T. Epithelial and corneal thickness measurements by in vivo confocal microscopy through focusing (CMTF) Curr Eye Res 1997;16: 214–221

Li M, He HG, Shi W. Quantification of the human lateral geniculate nucleus in vivo using MR imaging based on morphometry: volume loss with age. AJNR Am J Neuroradiol 2012; 33: 915–921

Lim HW, Paik DJ, Lee YJ. A cadaveric anatomical study of the levator aponeurosis and Whitnall's ligament. Kor J Ophthalmol 2009;23:183–187

Liotet S, Riera M, Nguyen H. [The lashes. Physiology, structure, pathology (author's transl)]. Arch Ophtalmol (Paris) 1977;37:697–708

Liu D, Hsu WM. Oriental eyelids. Anatomic difference and surgical consideration. Ophthal Plast Reconstr Surg 1986;2:59–64

Liu D, Michon J. Measurement of the subarachnoid pressure of the optic nerve in human subjects. Am J Ophthalmol 1995;119:81–85

Lombardo M, Serrao S, Ducoli P, Lombardo G. Eccentricity dependent changes of density, spacing and packing arrangement of parafoveal cones. Ophthalmic Physiol Opt 2013;33:516–526

Lund-Andersen H, Sander B. The vitreous. In: Kaufman PL & Alm A (eds). Adler's physiology of the eye. St Louis, MO: Mosby 2003; 291–316

Lutz J. Physiologie und Biochemie. In: Augenheilkunde, 2. Auflage, Augustin AJ (Ed.), Springer, Berlin 2001, pp. 1099–1135

Manjunath V, Taha M, Fujimoto JG, Duker JS. Choroidal thickness in normal eyes measured using Cirrus HD optical coherence tomography. Am J Ophthalmol 2010;150: 325–329

Mann I. The development of the human eye. Cambridge University Press 1928

Mansour AM. Racial variation of optic disc parameters in children. Ophthalmic Surg 1992;23:461–471

Mastman GL, Blades EJ, Henderson JW. The total osmotic pressure of tears in normal and various pathological conditions, Arch Ophthalmol 1961; 65:509–513

May CA, Lütjen-Drecoll E. Choroidal ganglion cell changes in human glaucomatous eyes. J Glaucoma 2004;13:389–395

McBrien NA, Gentle A. Role of the sclera in the development and pathological complications of myopia. Prog Retin Eye Res 2003;22:307–338

Mishima S, Gasset A, Klyce SD Jr, Baum JL. Determination of tear volume and tear flow. Invest Ophthalmol 1966;5:264–276

Mocan MC, Ilhan H, Gurcay H, Dikmetas O, Karabulut E, Erdener U, Irkec M. The expression and comparison of healthy and ptotic upper eyelid contours using a polynomial mathematical function. Curr Eye Res 2014;39:553–560

Molina A, Muñoz A, Uberos J, Acuña D, Molina JA. [Pineal functioning (melatonin levels) in healthy children of different ages. An update and the value of pineal gland study in pediatrics]. An Esp Pediatr 1996;45:33–44

Møller HU. Milestones and Normative Data. In: Paediatric Ophthalmology. Taylor D (ed.), 2nd ed. Blackwell Science 1997, pp. 42–56

Møller-Pedersen T, Ledet T, Ehlers N. The keratocyte density of human donor corneas. Curr Eye Res 1994;13:163–169

Morgan PB, Soh MP, Efron N. Corneal surface temperature decreases with age. Cont Lens Anterior Eye 1999;22: 11–13

Moses RA. Circumferential flow in Schlemm´s canal. Am J Ophthalmol 1979; 88:585–591

Moskowitz A, Sokol S. Developmental changes in the human visual system as reflected by the latency of the pattern reversal VEP. Electroencephalogr Clin Neurophysiol 1983;56:1–15

Mühlendyck H: Die Grösse der motorischen Einheiten der unterschiedlich innervierten Augenmuskelfasern. In Kommerell G, ed: Augenbewegungsstörungen. Neurophysiologie und Klinik. Munich, JF Bergmann, 1978, p 17

Muir ER, Zhang Y, Peng Q, Duong TQ. Human Vitreous: MR Imaging of Oxygen Partial Pressure Radiology 2013; 266: 905–911

Müller LJ, Vrensen GF, Pels L, Cardozo BN, Willekens B. Architecture of human corneal nerves. Invest Ophthalmol Vis Sci 1997;38:985–994

Murcia G, Muñoz A, Molina A, Fernández JM, Narbona E, Uberos. [Puberty and melatonin]. An Esp Pediatr 2002;57:121–126

Murphy C, Alvarado J, Juster R, Maglio M. Prenatal and postnatal cellularity of the human corneal endothelium. A quantitative histologic study. Invest Ophthalmol Vis Sci 1984;25:312–322

Naumann GOH. Pathologie des Auges, Springer 1997

Nishikawa S, Tamai M. Müller cells in the human foveal region. Curr Eye Res 2001;22:34–41

Norman RE, Flanagan JG, Rausch SM, Sigal IA, Tertinegg I, Eilaghi A, Portnoy S, Sled JG, Ethier CR. Dimensions of the human sclera: Thickness measurement and regional changes with axial length. Exp Eye Res 2010;90:277–284

Nucci P, Brancato R, Mets MB, Shevell SK. Normal endothelial cell density range in childhood. Arch Ophthalmol 1990;108:247–248

Ohrloff C, Hockwin O, Müller-Breitenkamp U: Katarakt. Aspekte zur Physiologie, Pathologie und Epidemiologie. Med Mo Pharm 1993;16:162–171

Ojaimi E, Rose KA, Morgan IG, Smith W, Martin FJ, Kifley A, Robaei D, Mitchell P. Distribution of ocular biometric parameters and refraction in a population-based study of Australian children. Invest Ophthalmol Vis Sci 2005;46:2748–2754

Oppel O. [Microscopic investigations of the number and caliber of the medullated nerve fibers of the optic fasciculus in man]. Albrecht Von Graefes Arch Ophthalmol 1963;166:19–27

Olsen TW, Aaberg SY, Geroski DH, Edelhauser HF. Human sclera: thickness and surface area. Am J Ophthalmol 1998;125:237–241

Ortiz D, Piñero D, Mohamed H. Shabayek, Francisco Arnalich-Montiel, Alió JL. Corneal biomechanical properties in normal, post-laser in situ keratomileusis, and keratoconic eyes. Journal of Cataract & Refractive Surgery 2007;33:1371–1375

Ortiz S, Pérez-Merino P, Gambra E, de Castro A, Marcos S. In vivo human crystalline lens topography. Biomed Opt Express 2012;3:2471–2488

Ouaknine GE, Hardy J. Microsurgical anatomy of the pituitary gland and the sellar region: 2. The bony structures. Am Surg 1987;53:291–297

Pallikaris IG, Kymionis GD, Ginis HS, Kounis GA, Tsilimbaris MK. Ocular rigidity in living human eyes. Invest Ophthalmol Vis Sci 2005;46:409–414

Park DH, Oh CH. Antropometry of Eyelids, In: Preedy VR (Ed.), Handbook of Anthropometry: Physical Measures of Human Form in Health and Disease; Springer Sciences+Business Media, LLC 2012

Parker JA. Distortion of pupil size by the cornea. Can J Ophthalmol 1973; 8:474–475

Patel S, McLaren J, Hodge D, Bourne W. Normal human keratocyte density and corneal thickness measurement by using confocal microscopy in vivo. Invest Ophthalmol Vis Sci 2001;42:333–339

Peltier J, Travers N, Destrieux C, Velut S. Optic radiations: a microsurgical anatomical study. J Neurosurg 2006;105:294–300

Perez GM, Keyser RB. Cell body counts in human ciliary ganglia. Invest Ophthalmol Vis Sci 1986;27:1428–1431

Petrig B, Julesz B, Kropfl W, Baumgartner G, Anliker M. Development of stereopsis and cortical binocularity in human infants: Electrophysiological evidence. Science 1981; 213:1402–1405

Peyton WT. A topographic study of the orbit and bulbus oculi during a part of the growth period. The Anatomical Record 1940;76:343–355

Pollay M. The function and structure of the cerebrospinal fluid system. Cerebrospinal Fluid Res 2010;7:9

Pollithy S, Höh A, Dobner B, Auffarth GU, Dithmar S. Unterliegt die Aderhautdicke zirkadianen Schwankungen? Ophthalmologe 2015;112:665–669

Polyak SL. The Retina. Chicago: University of Chicago Press, 1941

Ponsioen TL, Hooymans JM, Los LI. Remodelling of the human vitreous and vitreoretinal interface–a dynamic process. Prog Retin Eye Res 2010;29:580–595

Popoff N. Zur Kenntnis der Grösse der Area striate und die Methodik ihrer Ausmessung. J Psychol Neurol 1927;34:238–242

Preedy VR (Ed.). Handbook of Anthropometry: Physical Measures of Human Form in Health and Disease, Berlin, Springer 2012

Pucker AD, Nichols JJ. Analysis of meibum and tear lipids. Ocul Surf 2012;10:230–250

Putnam TJ: Studies on the central visual connections. III. The general relationships between the external geniculate body, optic radiation and visual cortex in man. Report of two cases. Archs Neurol Psychiat Lond 1926;16:566–596

Quigley HA, Addicks EM, Green WR. Optic nerve damage in human glaucoma. III. Quantitative correlation of nerve fibre loss and visual defect in glaucoma ischemic neuropathy and toxic neuropathy. Arch Ophthalmol 1982;100:135

Rayner K. Visual selection in reading, picture perception and visual search. In H. Bouma & D. G. Bouwhuis (Eds.), Attention and performance X. Hillsdale, NJ: Lawrence Erlbaum, 1982

Regensburg NI, Wiersinga WM, van Velthoven ME, Berendschot TT, Zonneveld FW, Baldeschi L, Saeed P, Mourits MP. Age and gender-specific reference values of orbital fat and muscle volumes in Caucasians. Br J Ophthalmol 2011;95:1660–1663

Reichenbach A, Bringmann A. Müller Cells in the Healthy and Diseased Retina Springer Science & Business Media, 10.03.2010

Renn WH, Rhoton AL- Microsurgical anatomy of the sellar region. J Neurosurg 1975;43:288–298

Rennie CA, Chowdhury S, Khan J, Rajan F, Jordan K, Lamb RJ, Vivian AJ. The prevalence and associated features of posterior embryotoxon in the general ophthalmic clinic. Eye 2005;19:396–399

Rigi M, Blieden LS, Nguyen D, Chuang AZ, Baker LA, Bell NP, Lee DA, Mankiewicz KA, Feldman RM. Trabecular-iris circumference volume in open angle eyes using swept-source fourier domain anterior segment optical coherence tomography. J Ophthalmol 2014, Article ID 590978

Riley MV. The chemistry of the aqueous humor. In: Biochemistry of the eye (RE Anderson ed.) American Academy of Ophthalmology, San Francisco 1983

Robb RM. Regional Changes in Retinal Pigment Epithelial Cell Density During Ocular Development. Invest Ophthalmol Vis Sci 1985;26:614–620

Rohen JW. Morphologie und Embryologie des Sehorgans. in Francois J und Hollwich F: Augenheilkunde in Klinik und Praxis. Thieme, Stuttgart 1977

Rossi B, Risaliti R, Rossi A. The R3 component of the blink reflex in man: a reflex response induced by activation of high threshold cutaneous afferents. Electroencephalogr Clin Neurophysiol 1989;73:334–340

Rusu MC, Pop F, Curcă GC, Podoleanu L, Voinea LM. The pterygopalatine ganglion in humans: A morphological study. Ann Anat 2009;191:196–202

Sahni SS, Goyal R, Gupta T, Gupta AK. Surgical anatomy of nasolacrimal duct and sac in human cadavers. Clinical Rhinology: An International Journal 2014;7:91–95

Sakka L, Coll G, Chazal J. Anatomy and physiology of cerebrospinal fluid. Eur Ann Otorhinolaryngol Head Neck Dis 2011;128:309–316

Salzmann M. Anatomy and History of the Human Eyeball in the Normal State. Univ of Chicago Press, 1912

Sanes JN, Foss JA, Ison JR. Conditions that affect the thresholds of the components of the eyeblink reflex in humans. J Neurol Neurosurg Psychiatry 1982;45:543–549

Satogami N, Miki Y, Koyama T, Kataoka M, Togashi K. Normal pituitary stalk: high-resolution MR imaging at 3T. AJNR Am J Neuroradiol 2010;31:355–359

Scammon RE, Armstrong EL. On the growth of the human eyeball and optic nerve. J Comp Neurol 1925;38:165–210

Scammon RE, Wilmer HA. Growth of the components of the human eyeball; II. Comparison of the calculated volumes of the eyes of the newborn and of adults, and their components. Arch Ophthal 1950;43:620–637

Schiefer U, Wilhelm H, Zrenner E, Burk A. Praktische Neuroophthalmologie. Kalden Verlag 2004

Schiffman HR. Sensation and Perception. An Integrated Approach, New York: John Wiley and Sons, Inc., 2001

Schlötzer-Schrehardt U, Naumann GO. Trabecular meshwork in pseudoexfoliation syndrome with and without open-angle glaucoma. A morphometric, ultrastructural study. Invest Ophthalmol Vis Sci 1995;36:1750–1764

Schmoll T, Unterhuber A, Kolbitsch C, Le T, Stingl A, Leitgeb R. Precise thickness measurements of Bowman's layer, epithelium, and tear film. Optom Vis Sci 2012;89:795–802

Schneller. Anatomisch-physiologische Untersuchungen über die Augenmuskeln Neugeborener. A v Grafes Arch Ophthalmol 1899; 47:178

Sebag J. Anatomy and pathology of the vitreo-retinal interface. Eye (Lond) 1992;6:541–552

Sebag J, Balazs EA. Human vitreous fibres and vitreoretinal disease. Trans Ophthalmol Soc U K 1985;104:123–128

Sen A, Roy R, Mukherjee KL. Ascorbic acid concentration in developing human fetal vitreous humor. Indian J Ophthalmol 1983;31:73–74

Shahlaee A, Pefkianaki M, Hsu J, Ho AC. Measurement of Foveal Avascular Zone Dimensions and its Reliability in Healthy Eyes Using Optical Coherence Tomography Angiography. Am J Ophthalmol 2016;161:50–55

Siegfried CJ, Shui Y-B, Holekamp NM, Bai F, Beebe DC. Oxygen Distribution in the Human Eye: Relevance to the Etiology of Open-Angle Glaucoma after Vitrectomy Invest Ophthalmol Vis Sci 2010; 51:5731–5738

Sin S, Simpson TL. The repeatability of corneal and corneal epithelial thickness measurements using optical coherence tomography. Optom Vis Sci 2006;83:360–365

Singh D, Prashad R, Sharma S, Pandeya. double logarithmic, linear relationship between postmortem vitreous sodium/potassium electrolytes concentration ratio and time since death in subjects of Chandigarh zone of North-west India's iafm, 2005;27:159–164

Sires BS, Lemke BN, Dortzbach RK, Gonnering RS. Characterization of human orbital fat and connective tissue. Ophthal Plast Reconstr Surg 1998;14:403–414

Smirniotopoulos JG, Rushing EJ, Mena H. Pineal region masses: differential diagnosis. Radiographics 1992;12:577–596

Song H, Chui TY, Zhong Z, Elsner AE, Burns SA. Variation of cone photoreceptor packing density with retinal eccentricity and age. Invest Ophthalmol Vis Sci 2011;52:7376–7384

Sorensen T, Jensen, FT Tear flow in normal human eyes. Determination by means of radioisotope and gamma camera. Acta Ophthalmol 1979;57:564–581

Spector A, Garner WH. Hydrogen peroxide and human cataract. Exp Eye Res 1981;33:673–81

Speedwell L, Novakovic P, Sherrard ES, Taylor DS. The infant corneal endothelium. Arch Ophthalmol 1988;106:771–775

Starita C, Hussain AA, Pagliarini S, Marshall J. Hydrodynamics of ageing Bruch's membrane: implications for macular disease. Exp Eye Res 1996;62:565–572

Stensaas SS, Eddington DK, Dobelle WH. The topography and variability of the primary visual cortex in man. J Neurosurg 1974;40:747–755

Straatsma BR, Landers MB, Kreiger AE. The ora serrata in the adult human eye. Arch Ophthalmol 1968;80:3–20

Streeten BW. The zonular insertion: a scanning electron microscopic study. Invest Ophthalmol Vis Sci 1977;16:364–375

Sumida M, Barkovich A, Newton T. Development of the pineal gland: measurement with MR. AJNR Am J Neuroradiol 1996;17:233–236

Syrbe S. Quantitative Morphometrie der Primaten Retina. Dissertation, Universität Leipzig 2007

Takano S, Ishiwata S, Nakazawa M, Mizugaki M, Tamai M. Determination of ascorbic acid in human vitreous humor by high-performance liquid chromatography with UV detection. Curr Eye Res 1997;16:589–594

Takano K, Utsunomiya H, Ono H, Ohfu M, Okazaki M. Normal development of the pituitary gland: assessment with three-dimensional MR volumetry. AJNR Am J Neuroradiol 1999;20:312–315

Tang CY, Tang N, Stewart MC. Ophthalmic anthropometry for Hong Kong Chinese adults. Optom Vis Sci 1998;75:293–301

Tasman WS. Peripheral retinal lesions. In: Ophthalmology. Yanoff M and Duker JS ed. Mosby Elsevier 2009

Taylor VL, al-Ghoul KJ, Lane CW, Davis VA, Kuszak JR, Costello MJ. Morphology of the normal human lens. Invest Ophthalmol Vis Sci 1996;37:1396–1410

Thibaut S, De Becker E, Caisey L, Baras D, Karatas S, Jammayrac O, Pisella PJ, Bernard BA. Human eyelash characterization. Br J Dermatol 2010;162:304–310

Tiffany JM. Refractive index of meibomian and other lipids. Curr Eye Res 1986;5:887–889

Tiffany JM, Winter N, Bliss G. Tear film stability and tear surface tension. Curr Eye Res 1989; 8:507–515

Tiffany JM. The viscosity of human tears. Int Ophthalmol 1991;15:371–376

Tomlinson A, Doane MG, McFadyen A. Inputs and outputs of the lacrimal system: review of production and evaporative loss. Ocul Surf 2009;7:186–198

Toris CB, M.E. Yablonski ME, Wang YL, Camras CB. Aqueous humor dynamics in the aging human eye. Am J Ophthalmol 1999: 407–412

Tripathi RC, Millard CB, Tripathi BJ. Protein composition of human aqueous humor: SDS-PAGE analysis of surgical and post-mortem samples. Exp Eye Res 1989;48:117–130

Triviño A, De Hoz R, Salazar JJ, Ramírez AI, Rojas B, Ramírez JM. Distribution and organization of the nerve fibers and ganglion cells of the human choroids. Anat Embryol 2002; 205:417–430

Van Haeringen NJ. Clinical biochemistry of tears. Surv Ophthalmol 1981;26:84–96

Vanysek J, Preisova J, Obraz J. Ultrasonography in Ophthalmology. Butterworths, London; 1970

Volkmann, AW. Zur Mechanik der Augenmuskeln. Tr Leipzig Soc Sc 1869:21, pp. 28–70

Wandell BA. Foundations of Vision. Sunderland (MA): Sinauer Associates, 1995

Wang J, Thomas J, Cox I, Rollins A. Noncontact measurements of central corneal epithelial and flap thickness after laser in situ keratomileusis. Invest Ophthalmol Vis Sci 2004;45:1812–1816

Warwick R. The ocular parasympathetic nerve supply and its mesencephalic sources. J Anat 1954;88:71–93

Watsky MA, Jablonski MM, Edelhauser HF. Comparison of conjunctival and corneal surface areas in rabbit and human. Curr Eye Res 1988;7:483–486

Watson PG, Young RD. Scleral structure, organisation and disease. A review. Exp Eye Res 2004;78:609–623

Weale RA. A biography of the eye: development, growth, age. HK Lewis; London, 1982

Wilson M, Quinn G, Dobson V, Breton M. Normative values for visual fields in 4- to 12-year-old children using kinetic perimetry. J Pediatr Ophthalmol Strabismus 1991;28:151–153

Wu XS, Jian XC, He ZJ, Gao X, Y. Li, Zhong X. Investigation of anthropometric measurements of anatomic structures of orbital soft tissue in 102 young Han Chinese adults. Ophthalmic Plastic and Reconstructive Surgery 2010;26:339–343

Yamamoto Y, Kageyama N. Microsurgical anatomy of the pineal region. J Neurosurg 1980;53:205–221

Yee RW, Matsuda M, Schultz RO, Edelhauser HF. Changes in the normal corneal endothelial cellular pattern as a function of age. Curr Eye Res 1985; 4:671–678

Yoo L, Reed J, Shin A, Kung J, Gimzewski JK, Poukens V, Goldberg RA, Mancini R, Taban M, Moy R, Demer JL. Characterization of ocular tissues using microindentation and hertzian viscoelastic models. Invest Ophthalmol Vis Sci 2011;52:3475–3482

Yuodelis C, Hendrickson A. A qualitative and quantitative-analysis of the human fovea during development. Vision Research 1986;26:847–855

Zametkin AJ, Stevens JR, Pittman R. Ontogeny of spontaneous blinking and of habituation of the blink reflex. Ann Neurol 1979;5:453–457

Zelenka PS. Lens lipids. Curr Eye Res 1984;3:1337–1359

Zenkel M, Lewczuk P, Jünemann A, Kruse FE, Naumann GO, Schlötzer-Schrehardt U. Proinflammatory cytokines are involved in the initiation of the abnormal matrix process in pseudoexfoliation syndrome/glaucoma. Am J Pathol 2010;176:2868–2879

Zhang X, Li Q, Xiang M, Zou H, Liu B, Zhou H, Han Z, Fu Z, Zhang Z, Wang H. Bulbar conjunctival thickness measurements with optical coherence tomography in healthy chinese subjects. Invest Ophthalmol Vis Sci 2013;54:4705–4709